DU CANCER
DE LA PROSTATE

PAR

le Dr G. LABADIE

Médecin stagiaire au Val-de-Grâce

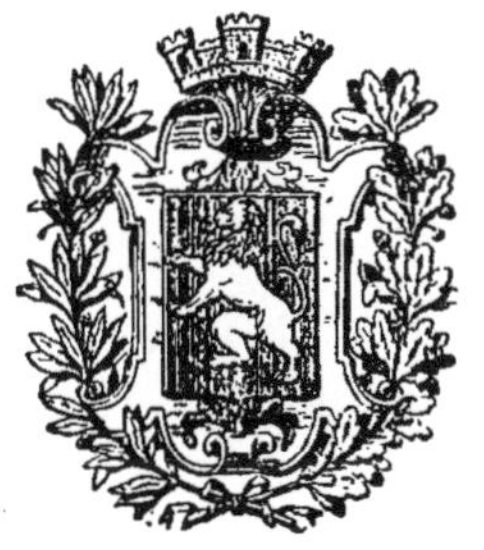

ÉDITEURS

A. STORCK | G. MASSON
LYON | PARIS

1895

DU CANCER

DE LA PROSTATE

PAR

le Dr G. LABADIE

Médecin stagiaire au Val-de-Grâce

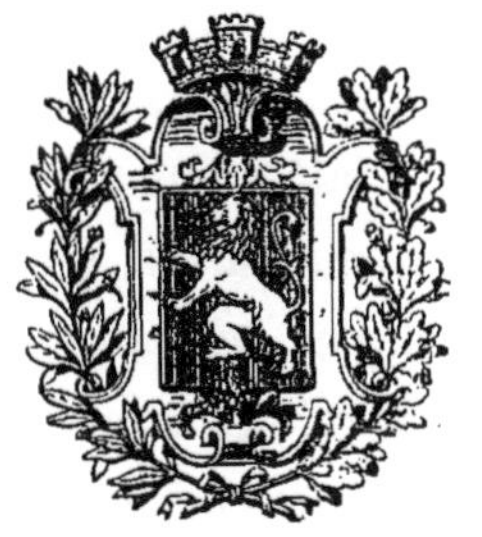

ÉDITEURS

A. STORCK | G. MASSON
LYON | PARIS

1895

INTRODUCTION

Le travail que nous soumettons à l'appréciation et à la critique de nos juges n'est pas une question nouvelle dans la littérature médicale. Les articles publiés sur cette affection sont nombreux ; néanmoins, ce sujet présente encore des inconnues et exige bien des recherches. Nous avons essayé d'éclaircir quelques points obscurs en signalant les observations récentes faites sur cette partie de la pathologie des organes génito-urinaires, d'éclairer et de préciser le diagnostic, d'indiquer le traitement palliatif. Nous aurions pu certainement mieux faire, si nous avions eu plus de temps devant nous, mais les exigences de notre situation militaire ne nous l'ont pas permis. Cependant, par le soin que nous y avons apporté, nous nous sommes efforcé de rester à la hauteur de notre tâche.

Après quelques considérations générales sur l'historique et l'étiologie du cancer de la prostate, nous avons cru nécessaire de diviser notre travail en *cinq chapitres* dont le *premier* traite de l'*anatomie pathologique*. Nous avons pensé qu'il était préférable de placer seulement dans le *deuxième chapitre* la *symptomatologie*, croyant ainsi rendre plus net ce point important de la question, que précise davantage la connaissance déjà acquise des lésions macroscopiques et microscopiques.

Le *diagnostic* occupe le *troisième chapitre*.

Le *pronostic*, les *complications* et la *marche* de la maladie forment le *quatrième chapitre*. Nous avons essayé d'expliquer comment le malade meurt de son affection ; ce résultat étant dû aux complications secondaires rénales et vésicales plutôt qu'au néoplasme lui-même et à la cachexie cancéreuse.

Dans le *cinquième chapitre*, nous parlons *du traitement* que nécessite une pareille affection, du peu de succès obtenu par les larges interventions qui ne peuvent point enlever tous les prolongements de la tumeur. L'abstention simple, aidée d'un traitement médical ne vaut guère mieux. Le seul traitement rationnel étant, d'après nous, la cystostomie sus-pubienne que pratique notre maître, le professeur Poncet, dans le but d'éviter les accidents de rétention urinaire.

C'est à M. le professeur Poncet que revient l'idée première de ce travail. Nous avons suivi assidûment son service pendant nos trois années passées dans les hôpitaux de Lyon, et c'est à lui que nous devons les connaissances chirurgicales que nous avons acquises. Il nous a toujours montré cette bienveillance qui le rend si sympathique à tous les étudiants ; toujours nous l'avons trouvé prêt à nous fournir un renseignement ou à nous donner un conseil.

Nous sommes heureux de pouvoir lui témoigner, en

cette occasion, toute notre reconnaissance et le remercier ici de l'insigne honneur qu'il nous fait en présidant notre thèse.

Nous ne devons pas oublier également d'exprimer toute notre gratitude à M. le professeur agrégé Bouveret, médecin des hôpitaux, qui pendant deux semestres consécutifs nous a fait dans son service le meilleur accueil. Il a, sans cesse, apporté dans son enseignement le plus grand dévoûment, et c'est avec un vif regret que nous quittons ce professeur éminent, auprès duquel nous avons appris à aimer la médecine et la clinique.

Enfin que tous nos maîtres de la Faculté de Lyon reçoivent ici l'expression de nos sentiments les plus respectueux.

Nous avons également à acquitter de nombreuses dettes de reconnaissance envers nos maîtres de la Faculté de Toulouse, où nous avons commencé nos études médicales. Ils nous ont admis dans leurs services hospitaliers, avec la plus extrême bienveillance, pendant nos vacances scolaires. M. Jeannel, professeur de clinique chirurgicale, et M. Bézy, chargé du cours des maladies d'enfants, nous ont souvent donné des preuves de l'intérêt qu'ils nous portaient; M. le professeur agrégé Rispal a été plus qu'un maître, il est devenu un ami.

Au moment de quitter l'Ecole du service de santé où nous avons passé trois années, nous remercions ceux de nos chefs militaires qui nous ont montré quelque sympathie; entre tous, M. le Médecin-Major de 1re classe Hassler et MM. les Médecins-Majors de 2me classe Sieur et Ferrier, Répétiteurs à l'Ecole, dans le service desquels nous avons fait, à l'hôpital militaire Desgenettes, notre stage hospitalier.

Nous garderons de nos camarades de promotion le meilleur souvenir ; parmi eux nous avons trouvé quelques amis, devenus nos intimes pendant ces trois années d'Ecole. Notre jeune camarade le Dr Lafforgue a été, pendant cette dernière année, un ami de tous les instants ; il nous a été d'un grand secours pour la traduction d'un certain nombre de publications allemandes, et nous tenons à le remercier ici de son précieux concours.

Historique

Thompson a eu le premier, en 1858, le mérite de réunir les diverses observations de tumeurs prostatiques, et de donner une description détaillée de la marche de la maladie. En Allemagne, Rokitansky, Fœrster, Emmert et Pitha ont continué à étudier la question. Mais c'est Oscar Wyss, en 1866, qui a fait le travail le plus important sur le cancer de la prostate. Il a ajouté aux dix-huit observations de Thompson deux observations personnelles avec examen anatomo-pathologique.

En France, Jacques Jolly a écrit en 1869, sur ce sujet, un mémoire très complet dans les *Archives de médecine* où il donne une quarantaine d'observations résumées. Aucune observation ne remonte au delà du commencement de ce siècle ; il existe chez les écrivains, jusqu'à la fin du XVIIIe siècle, une telle confusion entre l'engorgement squirrheux et l'hypertrophie simple de la prostate, qu'il n'est pas possible d'avoir des notions précises sur les deux affections. On ne peut donc pas dépasser dans ces recherches bibliographiques l'époque où, grâce aux progrès de l'anatomie pathologique, on a pu faire un diagnostic différentiel précis des productions cancéreuses, et séparer nettement l'hypertrophie simple du cancer.

Jullien, dans le *Dictionnaire de médecine et de chirurgie pratiques*, Voillemier et Le Dentu, dans le *Traité des maladies urinaires* ont également résumé la question. Dans un travail très bien fait, Engelbach a exposé les idées de l'Ecole française à ce sujet, et celles professées à l'hôpital Necker. M. le professeur Guyon, en 1888, a donné, dans ses leçons cliniques sur les « affections chirurgicales de la vessie et de la prostate » une description magistrale de ce qu'il appelle la « carcinose prostato-pelvienne diffuse ».

En Allemagne, Kapuste exprime dans une thèse sur les « tumeurs malignes de la prostate » les idées des chirurgiens allemands sur le traitement à appliquer à une pareille affection. D'après eux, c'est aux larges interventions sanglantes que le chirurgien doit avoir recours ; mais Mac Gill, Stein, Billroth, Hoffmann, Küester, Barth n'ont obtenu aucun succès ; en Angleterre, Harry Fenwick, Mayo Robson ; en Amérique, S. Pyle, Belfield n'ont eu à enregistrer aucune guérison. La mort est venue surprendre leurs opérés quelques jours après l'opération.

En France, c'est à notre maître, M. le professeur Poncet, que revient l'honneur d'avoir appliqué, le premier, la cystostomie sus-pubienne au cancer de la prostate. Ses observations montrent qu'il obtient une survie plus longue chez ses malades, et un soulagement dans les douleurs bien supérieur à celui qu'ont pu procurer à leurs opérés tous ses prédécesseurs.

Etiologie

Le cancer de la prostate est une affection relativement
rare. Elle peut être comparée, à cet égard, à la dégénérescence maligne du rein et opposée à celle de la vessie,
au contraire fréquente. Néanmoins les observations de
cancer de la prostate sont devenues plus nombreuses
dans ces dernières années, il est facile d'en avoir l'explication en considérant les progrès faits par la technique
histologique pour l'examen des tumeurs. En 1844, Tachou
en relève seulement 5 cas sur 8000 cancéreux, et Engelbach en 1888 évalue à 114 le nombre connu de néoplasmes
de cet organe, Il ajoute que sur 700 malades venus pen-
dans neuf mois à l'hôpital Necker, 5 étaient atteints de
cancer de la prostate. D'ailleurs, dès 1858, Thompson
affirmait que ces cas n'étaient pas aussi rares qu'on le
disait dans les ouvrages classiques, et si les observations
n'en étaient pas plus nombreuses, c'est que lorsqu'une
tumeur carcinomateuse survient dans une prostate anté-
rieurement atteinte d'engorgement sénile, le caractère
cancéreux est quelquefois méconnu.

Cette opinion qui paraît surannée vient d'être reprise maintenant, et les cliniciens de l'époque actuelle ne sont plus aussi affirmatifs sur la division absolue, bien tranchée, des tumeurs bénignes et des tumeurs malignes. Albarran dans son ouvrage sur les *Tumeurs de la vessie* paru en 1893, s'exprime en ces termes à ce sujet : « La raison principale qui s'oppose à cette classification consiste dans la *possibilité de la transformation* d'une tumeur bénigne en tumeur maligne. » Déjà en 1885, Kapuste dans une thèse de Munich émettait le même avis : pour lui l'hypertrophie de la prostate serait favorable au développement du cancer de cet organe.

Malgré les travaux faits sur les causes du cancer, le problème est loin d'être résolu. Il n'y a pas encore de raisons bien sérieuses pour admettre de préférence l'hypothèse soutenue par Verneuil, Ricard, Bazin, qui font du cancer une manifestation de l'arthritisme, la théorie infectieuse que les expériences récentes de la sérothérapie cherchent à démontrer. Nous devons reconnaître qu'il y a beaucoup à faire avant de préciser nettement ce point de physiologie pathologique. Certains auteurs veulent faire intervenir l'hérédité, et André, dans un article du *Mercredi médical* publié en 1892 soutient l'idée de la pluralité des tumeurs dans les familles. D'après les observations sur lesquelles il appuie son opinion, une mère cancéreuse pourra léguer à ses enfants un épithélioma, un lipome, un fibrome, un myome, tout aussi bien qu'un carcinome et réciproquement.

Guyon, en 1888, dit dans sa leçon sur la carcinose prostato-pelvienne diffuse : « Dans aucune des observations publiées jusqu'ici on n'a noté l'hérédité de la diathèse, et ce fait va tellement à l'encontre de ce que nous connaissons sur l'hérédité des néoplasmes, qu'on peut se demander s'il n'y a pas là un manque d'analyse rigoureuse. Cependant, dans les faits qui me sont personnels, les malades paraissent exempts d'antécédents héréditaires. »

Nous avons pu nous-même constater trois fois l'hérédité cancéreuse dans les observations X et XV; la mère des deux malades avait succombé à un cancer utérin ; dans l'observation XVII, la mère était morte à 45 ans d'un cancer du sein. Quant aux autres cas, les antécédents héréditaires sont nuls ou sans importance.

Les affections vénériennes ou les excès génitaux ne semblent pas, d'après nous, prédisposer au cancer de la prostate. Les chagrins moraux, dans deux cas, paraissent avoir précédé l'évolution du cancer, observations X et XI. C'est d'ailleurs là une étiologie banale, et nous savons que beaucoup de cancéreux rapportent à des préoccupations diverses le début de leur affection.

Il est, en outre, intéressant de savoir si la prostate est souvent atteinte par le néoplasme primitivement ou d'une façon secondaire, par suite de ses rapports de voisinage avec des organes déjà devenus cancéreux. Les cas observés, permettent de conclure que le cancer secondaire de la prostate est tout à fait exceptionnel, et constitue une rareté clinique. Nous rapportons ici, en entier, la seule observation que nous avons pu trouver de néoplasme secondaire .

OBSERVATION I (Reboul : *Société anatomique*), Paris 1886.

Vieillard de 76 ans entré à l'hôpital d'Ivry le 30 octobre 1885.
Le malade présente une tumeur du volume d'une tête de
fœtus, au niveau de la partie postérieure du bras droit ; pas
d'engorgement glanglionnaire dans l'aisselle. Le malade est
amputé ; la tumeur adhérait aux ligaments postérieurs et laté-
raux, comprimait le nerf cubital et envoyait un prolongement
à l'intérieur de la cavité olécrânienne. L'examen microscopique
démontra qu'il s'agissait d'un sarcome fasciculé développé
aux dépens du périoste de l'humérus.

Un an après, le malade rentre de nouveau, présentant en
plusieurs point du corps, des tumeurs variables du volume
d'un grain de mil à celui d'une orange. L'état général est mauvais, le malade s'affaiblit rapidement et meurt de cachexie le
25 octobre 1886.

Autopsie. — On [trouve de nombreuses tumeurs disséminées
dans les diverses séreuses (plèvre, péritoine, péricarde). L'intestin, le foie, la rate présentent des noyaux nombreux plus ou
moins volumineux. Les reins, la vessie sont atteints ainsi que
la prostate qui est hypertrophiée et dont le lobe droit présente
le volume d'une grosse noix. Les ganglions lombaires et pelviens sont gros. L'examen histologique de la tumeur prostatique a montré qu'il s'agissait d'un sarcome fasciculé comme
pour le bras.

Les tumeurs du rectum se propagent très rarement à
la prostate ; nous n'avons vu, nulle part, de détails sur ce
point ; le cas n'est donc pas commun. Enfin, il n'y a presque pas d'exemple d'un cancer de la vessie ayant envahi
la prostate.

Ce sera, par conséquent, des tumeurs malignes primitives de la prostate dont nous nous occuperons dans la suite de ce travail.

Le cancer de la prostate, frappe surtout les malades entre 50 et 70 ans ; on rapporte seulement deux observations de malades atteints de 33 à 38 ans. A la différence du carcinome des autres organes, nous le voyons se montrer assez fréquemment dans l'enfance ; il en existe dans la science onze cas, publiés par divers auteurs :

1858. Thompson six cas :
1858. un cas chez un enfant   de 5 ans.
1858. un cas chez un enfant   de 8 ans.
1858. trois cas chez des enfants   de 3 ans.
1869. Jolly, un cas chez un enfant   de 9 mois.
1853. Isambert, un cas chez un enfant de 8 ans 1/2.
1875. Hodgkins un cas chez un enfant de 7 ans.
1875. Jolly, un cas chez un enfant   de 3 ans.
1888. *Th. Munich. Wind*, un cas chez un enfant de 5 ans.
1888. *Th. Munich. Wind*, un cas chez un enfant de 8 mois.

Nous voyons donc que le maximum de fréquence se trouve dans les dix premières années de la vie. Dans tous ces cas, on a pu faire l'autopsie et pratiquer l'examen anatomo-pathologique.

CHAPITRE PREMIER

Anatomie pathologique

Si nous avons employé au début de ce travail, les mots
« cancer de la prostate », ce n'est pas pour parler exclu-
sivement du carcinome, mais pour désigner par un mot
plus général que scientifique toutes les tumeurs malignes
dont la prostate peut être atteinte. Cependant, nous
verrons par la suite que le carcinome est fréquent, et le
sarcome rare.

Chez l'enfant, se voit surtout le sarcome. Ce fait mérite
d'être consigné et rapproché des tumeurs vésicales de
l'enfance, qui sont presque toutes constituées par des
sarcomes. Cette tumeur, d'origine conjonctive, reste plus
ou moins encapsulée, assez limitée et cantonnée dans la
prostate. Elle grossit pendant longtemps, repousse les
organes voisins en les comprimant sans les envahir, ou,
du moins, ne les envahit qu'en partie et très lentement.
Aussi, ne voit-on pas, dans le compte-rendu des autopsies
faites dans les onze cas de cancer de l'enfance, cette diffusion qui existe chez l'adulte et que Guyon a si bien
décrite.

Chez l'enfant, l'engorgement ganglionnaire est exceptionnel, et s'explique par la présence du sarcome, qui se propage surtout par la voie sanguine veineuse. Charcot l'exprimait déjà en 1874, et Virchow dit dans son traité des tumeurs : « qu'une particularité le distingue des autres tumeurs malignes, c'est la fréquente immunité des ganglions lymphatiques, on ne connaît presque pas de cas où les vaisseaux lymphatiques aient été trouvés largement remplis de « masses sarcomateuses ».

Dans le jeune âge, on rencontre surtout le sarcome encéphaloïde ou embryonnaire qui forme des tumeurs volumineuses, contenant souvent des kystes dans leur épaisseur. La substance intercellulaire est très peu abondante. Dans un cas, le corps de l'organe frais a montré, à la coupe, une surface gris blanchâtre, éclatante, sans apparence homogène, où le microscope a reconnu une structure irrégulièrement fibreuse.

Nous avons trouvé dans un travail allemand sur le cancer de la prostate chez l'enfant, le compte rendu de l'examen anatomo-pathologique de deux tumeurs ; qu'on nous permette de le résumer ici.

Dans les préparations durcies par l'alcool et colorées, on a remarqué que toute la masse de la tumeur était composée de cordons plus ou moins épais se, croisant à la manière d'un filet et circonscrivant des vaisseaux peu nombreux. Les cordons étaient formées de petites cellules fusiformes, à noyaux bien distincts, mais sans substance intercellulaire visible. Il était difficile de préciser très bien les limites de la tumeur et de la prostate. Le tissu sain se reconnaissait seulement au mélange des fibres musculaires lisses et du tissu glandulaire. La structure histologique de la tumeur a permis de constater un sarcome à petites cellules fusiformes, sortant du tissu conjonctif de la prostate. C'est donc là un type de sarcome à petites cellules.

Dans le deuxième cas, le tissu paraissait gélatineux à la coupe, et contenait de petites cavernes isolées, avec des cellules inégales et un contenu à forte couleur de sang. La consistance de la tumeur était molle. La structure histologique, abstraction faite des cavités déjà signalées, était semblable dans tous les points. Le tissu se composait de cellules juxtaposées et polyédriques, à peu près égales en volume, rappelant par leur aspect des globules sanguins incolores pressés les uns contre les autres, mais cependant une fois et demi plus volumineuses qu'eux. Les noyaux sont relativement grands, et par suite la masse protoplasmique assez peu considérable. Les cellules sont juxtaposées les unes contre les autres, ayant dans leur intervalle un réseau très développé de capillaires. Cependant les cellules limitées par de la substance intercellulaire, ne sont pas différentes les unes des autres. Il s'agit également d'un sarcome.

Ces deux cas concernent des tumeurs conjonctives de la prostate. Elles se distinguent, cependant, l'une de l'autre par la conformation de leurs cellules ; dans le premier, c'est un sarcome à cellules fusiformes, dans le second un sarcome à cellules rondes, qui se trouve à un stade considérablement plus avancé que le premier, dont le développement a été arrêté par une complication intercurrente, une pneumonie mortelle.

Les observations rapportées par Thompson indiquent aussi chez les enfants des tumeurs d'origine sarcomateuse, mais le compte rendu de l'examen anatomo-pathologique est trop résumé pour donner des renseignements précis. Néanmoins ces tumeurs conjonctives sont de nature très maligne. On trouverait peut-être l'explication de la fréquence du sarcome à cet âge dans ce fait que pendant l'enfance, la partie fibro-musculaire de la prostate l'emporte de beaucoup sur la partie glandulaire, comparé à ce qui s'observe dans l'âge avancé.

Ces conclusions peuvent n'être que le résultat hâtivement exprimé d'une statistique encore trop peu étendue, trop insuffisante pour qu'on puisse s'en rapporter à elle aveuglément, et en tirer des déductions pour chaque fait isolé. Le problème ne peut être résolu qu'en se basant sur des cas nouveaux.

Chez l'homme, nous avons trouvé peu de cas de sarcome, nous en citons un (*Obs. XXVI*). C'est le seul malade qu'une intervention radicale a guéri complètement. Il a été revu deux ans après, et ne présentait aucune trace de récidive.

L'adulte et le vieillard ont des lésions bien différentes ; le carcinome encéphaloïde est chez eux la forme la plus fréquente. Au lieu de présenter cette délimitation que nous avons trouvée pour le sarcome dans le jeune âge, ici, le néoplasme tend à diffuser, à franchir les aponévroses qui brident la prostate, à envahir les ganglions lymphatiques, les organes voisins, même le système osseux. C'est la carcinose prostato-pelvienne diffuse de M. Guyon.

L'aspect est à peu près semblable dans tous les cas de carcinome ; le stroma est presque toujours fin, les cellules d'assez petites dimensions. Les fibres musculaires sont augmentées de volume, les cellules hypertrophiées ; il

semble y avoir une combinaison d'hypertrophie et d'altération glandulaire. Au pourtour des points malades, là
où se rencontrent des traces de glandes, les culs-de-sac
sont fortement dilatés, l'épithélium dégénéré, de grandes
cellules polyédriques à gros noyaux remplissent les
culs-de-sac, tandis que les conduits glandulaires ont
presque gardé leur entière intégrité.

La néoplasie semble débuter par les culs-de-sac glandulaires, en rapport intime avec le réseau lymphatique,
qui est par conséquent très vite envahi. Les plans aponévrotiques qui limitent la glande latéralement ne sont,
de plus, que de très faibles barrières contre l'accroissement
de la tumeur. La vessie est, néanmoins, plus souvent
atteinte que le rectum; cependant Bennett et Curling
rapportent deux cas de cancer de la prostate propagé au
rectum; les deux diagnostics ont été vérifiés à l'autopsie.

Les ganglions pelviens peuvent être rapidement
envahis. Du reste, l'envahissement des ganglions résulte
de la structure anatomique de la région.

La prostate est une « éponge lymphatique ». Les lymphatiques forment sur la base de l'organe un riche plexus
en communication avec celui du petit bassin et avec le
tissu cellulaire sous-péritonéal, qui ouvre à la diffusion du
carcinome des portes très faciles à franchir. Parfois la
maladie reste localisée aux ganglions pelviens, qui reçoivent directement les lymphatiques de la prostate; mais
le plus souvent tout le tissu cellulaire du petit bassin est
envahi; les ganglions lombaires et mésentériques sont
pris, et forment une gangue autour des vaisseaux; on a
ainsi ces types de cancer en cuirasse dont l'observation XIV est un exemple.

Une particularité sur laquelle on n'a pas assez insisté puisqu'elle a été cause d'erreurs de diagnostic *(observations XIX et XX)*, est la fréquence de l'envahissement précoce des ganglions inguinaux. Cette adénopathie s'expliquerait facilement si dans tous les cas où on l'a constatée, l'envahissement du canal de l'urèthre avait eu lieu; mais on l'a trouvée aussi dans les cas où l'urèthre était absolument sain. Nous savons, de plus, que les ganglions inguinaux ne reçoivent directement aucun rameau lymphatique émané de la prostate. A notre avis, il ne faut pas rejeter complètement l'explication qu'en a donnée Broca et sur laquelle, d'ailleurs, Troisier a insisté. Il n'est pas impossible, en effet, que les vaisseaux efférents de la glande, étant primitivement envahis, soient oblitérés par l'induration cancéreuse, et qu'il y ait alors, en quelque sorte, reflux dans les ganglions sous-jacents, de la lymphe arrêtée dans sa marche ascendante, et des matériaux qu'elle charrie.

Dernièrement, Troisier a attiré l'attention sur un signe qu'il a trouvé fréquemment dans les cas de cancer abdominal : l'adénite sus-claviculaire. Nous avons avec beaucoup de soin recherché si ce fait était consigné dans les observations publiées avant la communication de Troisier; aucune n'en parle. Mais depuis, l'attention des cliniciens ayant été attirée sur ce point, nous avons pu recueillir trois observations dans lesquelles le fait est relaté. Nous ne voudrions pas affirmer qu'on le rencontre dans tous les cas, mais les statistiques publiées par Troisier permettent de lui donner une certaine importance.

Dans vingt-deux cas de cancer ayant envahi des organes internes, cette adénopathie en était la seule manifestation extérieure. Dans une thèse récente de Lyon, le Dr Lesnès constatait également sa présence dans les néoplasmes du testicule. Pourquoi ne pas admettre qu'il peut en être de même dans le cancer de la prostate? C'est d'après nous, un signe qu'on a négligé de rechercher jusqu'à présent, et qu'on trouvera plus fréquemment à l'avenir, lorsqu'on le cherchera. On doit y songer au même titre qu'aux ganglions iliaques, pelviens et inguinaux.

Malheureusement, on ne peut pas préciser encore à quelle époque survient cette adénite. Dans deux observations de cancer du testicule, on l'a constatée six mois et quatorze mois après l'apparition de la tumeur testiculaire; dans une troisième observation, en moins de six mois; elle est donc relativement précoce.

Ce n'est pas seulement le système lymphatique que l'on trouve envahi à l'autopsie des malades atteints de cancer de la prostate, mais encore le tissu cellulaire voisin, la vessie, le rectum, l'urèthre, les os, les vaisseaux même.

Le processus du cancer prostatique est tout différent du carcinome de la vessie. Et, particularité fort curieuse, le plan fibreux, qui, au niveau du trigone, sépare la prostate de la vessie, n'offre aux productions malignes venant du premier organe qu'un obstacle en quelque sorte illusoire, facilement surmonté par elles; il est, au contraire, pour le cancer de la vessie, une barrière infranchissable. Cela explique qu'il y ait peu d'exemples de cancer de la vessie propagé à la prostate.

La propagation des tumeurs prostatiques à la vessie est, au contraire, assez fréquente pour que Klebs ait nié, à tort d'ailleurs, l'existence des tumeurs vésicales primitives, et qu'il ait fait provenir tous les néoplasmes vésicaux des tissus de la prostate. Il ne faut pourtant pas croire que tous les cancers de la prostate se propagent à la vessie ; c'est encore un fait assez rare. Lorsque cela a lieu, on voit des nodosités se développer surtout vers la partie postérieure du trigone. Dans d'autres cas, ce ne sont plus des nodosités isolées, mais une véritable tumeur d'aspect villeux qui constitue la néoplasie secondaire de la vessie. Tel était le cas que Küster opéra par l'extirpation totale de la vessie et de la prostate.

En dehors de l'épithélioma de la prostate, les autres tumeurs primitives de cette glande, les sarcomes et les fibro-myomes, envahissent rarement la vessie.

La communication des lymphatiques des vésicules séminales avec ceux de la prostate rend bien compte de la fréquence de la dégénérescence des réservoirs spermatiques. Sur cinquante-huit observations suivies d'autopsie, elles ont été trouvées envahies sept fois (Th. Engelbach.). La tumeur peut quelquefois se porter du côté du canal de l'urèthre, alors les fongosités, pénétrant par plusieurs points de la muqueuse rétrécissent ce conduit, l'oblitèrent complètement, ou lui donnent un trajet sinueux à travers lequel la sonde a de la peine à se frayer un passage. (*Obs. XXIV*).

Un autre processus permet aussi d'expliquer les difficultés du cathétérisme, quand la tumeur n'a pas détruit le canal uréthral. Ceci se voit dans les cas où, se développant davantage sur l'un des côtés de l'urèthre, elle donnne une coudure anormale plus ou moins grande à une portion de ce canal (*Obs. VII*).

Quant au rectum, il est généralement entouré, comprimé, rétréci, refoulé latéralement, sans cependant être envahi. C'est là ce qui explique la constipation des malades, et le bourrelet hémorroïdaire observé chez eux. Tous les troubles observés durant leur vie sont dûs simplement à des raisons d'ordre mécanique ; néanmoins, Daniel Mollière, de Lyon, a vu une perforation vésico-rectale consécutive à une carcinose prostato-pelvienne diffuse, et le canal qui faisait communiquer les deux organes traversait la prostate dégénérée.

L'étude des manifestations métastatiques dans les autres organes ne nous arrêtera pas beaucoup, car des opinions contradictoires ont été émises à ce sujet. Le foie et le rein semblent être le plus fréquemment atteints. D'après les statistiques, le foie l'aurait été neuf fois, le rein trois fois. Peut-être la pleurésie qui survient chez certains malades, à la dernière période, est-elle due à une généralisation dans les plèvres.

Guyon rapporte enfin que Moore a relaté un cas où l'on a vu les artères iliaques traverser les masses ganglionnaires, sans présenter aucune altération de leurs parois. Elles étaient isolées des masses cancéreuses par une coque fibreuse, sorte de canal développé aux dépens de leur gaîne fibreuse.

Le chirurgien de l'hôpital Necker a observé aussi un cas où les vaisseaux étaient oblitérés, au niveau du point en contact avec le carcimone. On a cité, également, des cas d'envahissement réel de ces vaisseaux avec bourgeons végétants dans leur cavité. Les sarcomes peuvent aussi produire des embolies cancéreuses, qui expliquent la *phlegmatia alba dolens*, notée dans quelques observations de carcinose prostato-pelvienne diffuse.

Dans le système osseux, les métastases carcinomateuses du squelette se présentent sous deux formes différentes ; sous la forme de tuméfactions circonscrites, et sous celle d'une infiltration carcinomateuse diffuse de l'os. Dans le premier cas, la tumeur, ordinairement unique, peut être prise pour un sarcome primitif de l'os. La seconde forme, l'infiltration diffuse, intéresse, au contraire, un grand nombre d'os et même la plus grande partie du squelette. Les altérations de la conformation extérieure et de la structure interne des os envahis sont souvent alors considérables. Le fait suivant observé par J. Sasse le démontre bien.

OBSERVATION II (*Arch. f. Klin. Chir.* XLVIII. 3.)

Un homme de 64 ans commença à éprouver, un an avant sa mort, des douleurs très vives dans la cuisse gauche, puis dans la jambe du même côté. Au bout de peu de temps apparut à la partie inférieure du fémur gauche une tuméfaction diffuse, qui gagna ensuite l'extrémité inférieure du tibia. Au bout de six mois, survinrent des tuméfactions semblables à la cuisse et à la jambe droite. M. Sasse examina le malade six semaines avant la mort de ce dernier et constata une tuméfaction considérable de tout le fémur gauche ; le tibia gauche était de même fortement épaissi dans toute sa longueur, mais surtout au niveau de l'épiphyse supérieure ; l'os iliaque du même côté était également transformé en une masse néoplasique épaisse. Enfin l'extrémité inférieure du fémur droit était le siège d'une tumeur du volume du poing.

Au toucher rectal, on constatait une hypertrophie modérée de la prostate, qui n'était pas douloureuse.

Fait à noter, le malade n'avait jamais eu de trouble de la miction, et l'urine a toujours été normale.

L'examen de tous les autres organes resta négatif au point de vue d'une néoplasie primitive. Après d'atroces douleurs, nécessitant l'emploi de la morphine, il succomba dans le marasme.

A l'autopsie, on constate l'absence de tumeur dans les viscères abdominaux et thoraciques ; par contre, la prostate a le double de son volume normal. A la coupe, elle offre un aspect fibreux, mais çà et là, on aperçoit des parties plus blanches et molles, au niveau desquelles le microscope révèle l'existence de cellules épithéliales cylindriques, à gros noyaux vésiculeux ; il y a une prolifération de l'épithélium glandulaire ; il est évident qu'il s'agit d'un carcinome de la prostate.

Les ganglions lymphatiques du petit bassin sont le siège de métastases. Enfin, il existe une carcinose diffuse des os, avec les mêmes éléments épithéliaux que dans la prostate et les ganglions.

C'est von Reckinghausen qui le premier a fait remarquer que les carcinomes de la prostate ont une tendance très marquée à la formation de métastases dans le système osseux. Une particularité de ces métastases est d'intéresser particulièrement, le bassin, la partie inférieure de la colonne vertébrale, le squelette des membres inférieurs, et surtout le fémur. En outre, le néoplasme envahit l'os d'une façon diffuse et non sous forme de foyers distincts.

Parfois, on observe également une carcinose miliaire de la plèvre et du péritoine ; mais il s'agit là de lésions tardives, consécutives aux métastases osseuses. Un fait à signaler, c'est que les métastases apparaissent surtout dans le tissu spongieux des extrémités des os longs, dans le corps des vertèbres, etc., c'est-à-dire dans les parties les plus richement vascularisées, ce qui s'explique fort bien, puisque la migration des éléments néoplasiques s'opère par les vaisseaux sanguins.

CHAPITRE II

Symptomatologie

Les observations que nous avons recueillies montrent chez les malades une symptomatologie variée, qui rend très difficile le groupement de tous ces signes divers. Néanmoins, nous essayerons de mettre en lumière les faits qui auront le plus d'importance pour le clinicien.

Comme pour toutes les affections cancéreuses, le début de celle-ci est vague et obscur, aucun symptôme bien net ne vient appeler l'attention du chirurgien. Les troubles que présente le malade se rencontrent au commencement de toutes les affections des voies urinaires. C'est d'abord la fréquence plus grande des mictions, qui l'oblige à se lever trois ou quatre fois pendant la nuit, du fait de la congestion passive des vaisseaux de la prostate, que la position horizontale et le sommeil longtemps prolongé viennent augmenter. Cette fréquence des mictions n'est pas un phénomène simple, mais complexe, parce que dans le cancer de la prostate, on sépare difficilement au début, les signes dûs à l'artério-sclérose et à la dégénérescence cancéreuse.

Non seulement les mictions sont plus fréquentes, mais il y a encore une modification dans la longueur du jet, nullement influencée par les efforts du patient ; ce qui permet au début de faire le diagnostic avec le rétrécissement simple de l'urèthre. Dans cette affection, la vessie reste saine, et sa contraction se fait dans de bonnes conditions, tandis qu'elle est insuffisante chez la prostatique. Ceci est pour nous une nouvelle preuve que dans l'acte de la miction, la véssie et non l'urèthre joue le rôle le plus important.

Petit à petit, la miction devient plus difficile, le malade, dont la vessie est distendue au maximun par l'urine qu'elle ne peut pas évacuer, va être atteint d'incontinence par regorgement. A cette période, le cathétérisme devient très difficile, impossible même; il réveille, en outre, des douleurs atroces et ce n'est qu'en les forçant, que les malades se soumettent à ce mode de traitement. Aussi dans ces cas, certains chirurgiens se sont crus autorisés à évacuer la vessie par une ponction sus-pubienne.

Un autre signe va bientôt attirer l'attention, l'hématurie. Ici encore nous sommes loin d'avoir un signe pathognomonique du cancer ; parfois même il manque complètement, ou n'apparaît que lorsque le cancer de la prostate envahit la vessie, et dans la plupart des cas cette invasion est tardive (Obs. XVI). D'ailleurs, dans l'hypertrophie simple nous l'observons également.

Ces hématuries se voient cependant dans le cancer plus fréquemment que dans l'hypertrophie, mais elles sont en général, beaucoup moins abondantes, moins prolongées que dans les tumeurs malignes de la vessie. Elles surviennent toujours subitement, sans cause connue le plus souvent, ou à la suite d'un écart de régime, et peuvent ne se montrer qu'une fois dans le cours de la maladie. Chez l'enfant elles sont tout à fait exceptionnelles ; dans aucun cas, on ne les a signalées.

Leur début n'est accompagné d'aucune douleur, elles sont aussi capricieuses dans leur apparition que dans leur disparition. Elles se montrent au début de la miction sous la forme de petits caillots sanguins, ou à la fin, au moment des dernières contractions vésicales. Ces différentes formes se combinent, se succèdent, sans aucune règle, et tout peut changer d'une miction à l'autre comme l'indique l'observation ci-jointe :

OBSERVATION III

(Carlier., *Bulletin médical du Nord*, 1893).

Cancer avec adénopathie sus-claviculaire gauche.

Julien B..., 36 ans, est pris, en juin 1890, d'une hématurie qui survient sans raison, sans douleurs, qui persiste pendant environ deux mois, non sans présenter des rémissions, lors desquelles les urines réapparaissent claires pendant plusieurs jours consécutifs. Il y a absence de toute douleur.

En 1890 surviennent de nouvelles hématuries, toujours sans aucune douleur : tantôt l'urine est sanguinolente pendant toute la durée de la miction, tantôt le sang n'apparaît qu'au début ou tout à fait à la fin du jet. Il arrive que dans une même journée les urines sont modifiées du tout au tout, d'une miction à l'autre ; le malade y constate parfois de petits caillots très courts.

Cette seconde crise dure deux ou trois mois avec de nombreuses rémissions, pendant lesquelles les urines sont complètement normales.

G. Labadie.

Avec le développement d'une cystite, l'état général commence à s'altérer, amaigrissement, pâleur. La prostate est ligneuse, grosse comme une belle orange et logée dans la concavité du sacrum. Nombreuses bosselures dures mais peu saillantes. La tumeur peut être difficilement contournée à gauche, mais elle est beaucoup plus développée à droite.

Ganglions des fosses iliaques non engorgés ; mais série de petits ganglions inguinaux indurés. Dans le creux sus-claviculaire gauche, ganglion dur, mobile, gros comme un œuf de pigeon.

Le malade rend à deux reprises des fragments de tumeur gros comme un haricot ; l'examen histologique est fait : carcinome encéphaloïde.

A la suite de cette observation, nous devons ajouter que le caractère persistant de l'hématurie présenté par le malade de Carlier, se voit très rarement.

Ce cas peut-être rapproché d'un autre semblable rapporté par Guyon, et qu'il considère comme une rareté clinique. Il s'agit d'un malade ayant perdu en six jours six litres de sang d'une couleur lie de vin.

Nous ne connaissons qu'un seul cas d'hypertrophie simple où l'hématurie ait présenté les caractères de ceux du cancer ; il est rapporté par le Dr Rey, qui pratiqua en 1887 une prostatectomie sus-pubienne chez un homme de 58 ans. Il croyait avoir affaire à un cancer, car le malade souffrait depuis plusieurs mois de difficulté et de douleur dans l'émission de l'urine, colorée par du sang en abondance. L'examen histologique montra l'erreur de diagnostic, en constatant les caractères d'une simple hypertrophie.

Ces hématuries reconnaissent, d'ailleurs, la même

cause que dans l'hypertrophie prostatique : la congestion de l'organe dont le réseau veineux est très développé ; et c'est à tort, qu'on a voulu les attribuer à des
ulcérations uréthrales ou vésicales ; les autopsies en
ont donné la preuve.

A la pollakiurie, à la présence du sang dans les urines,
vient s'ajouter un autre signe auquel le clinicien doit attribuer une très grande importance, la douleur. Passagère,
fugace au début, le malade ne la ressent réellement que
lorsque l'affection a déjà fait des progrès, et envahi les
tissus voisins. C'est parfois, trois, quatre, cinq mois
après l'apparition des troubles urinaires qu'elle survient
soit pendant toute la durée de la miction, soit à la fin
seulement. Localisée par lui, à la verge, au périnée ou à
l'hypogastre, elle se complique bientôt de phénomènes
douloureux dans les membres inférieurs, dans les os, au
cou et aux bras. La sciatique simple ou double ne manque presque jamais, avec irradiations dans la région fessière, dans le sacrum, dans la colonne vertébrale.

L'anatomie pathologique nous a permis d'expliquer
leur origine ; il s'agit de la compression de cordons nerveux par des ganglions hypertrophiés, et de l'inflammation de ceux qui courent dans le voisinage de la tumeur.
Les nerfs possédant cette propriété particulière, due sans
doute à leur texture anatomique, qui fait du cylindraxe un
cordon capable de réagir dans toute son étendue, sous
l'influence de l'excitation la plus légère appliquée en un
de ces points. Si le cancer est presque toujours éloigné,
les ganglions sont, eux, au premier rang, pour irriter,
pour envahir, parfois même pour détruire les nerfs. Aussi,
dans ces conditions, une irritation douloureuse est le pre-

mier indice d'un envahissement ganglionnaire, souvent impossible à apprécier directement.

Mais nous n'avons énuméré jusqu'ici que les symptômes éprouvés par le malade ; n'y a-t-il aucun moyen qui permette au clinicien d'établir lui-même un diagnostic? Il y en a deux, le palper abdominal et le toucher rectal.

Par le toucher rectal, on apprécie le volume de la tumeur, sa consistance, ses connexions avec les autres organes. Par le palper abdominal on constate l'hypertrophie ganglionnaire.

Le cancer commence toujours par un des lobes de la prostate, et dans certains cas reste localisé à celui qui a été le premier atteint. Mais le plus souvent le volume de toute la glande est augmenté, il peut atteindre la grosseur d'une mandarine, d'une grosse orange, parfois d'une tête de fœtus.

L'examen par le rectum est toujours douloureux, car la moindre pression sur la glande dégénérée réveille chez le malade des douleurs très vives ; ceci a son importance, car dès que l'organe a atteint un assez grand volume et est douloureux au toucher, on est sûr d'être en présence d'un cancer.

La tumeur présente, en outre, une consistance ligneuse, avec des bosselures en divers points. Dans d'autres cas, il y a certaines parties ramollies qu'on trouve surtout dans le carcinome, mais aussi dans le sarcome où il existe des cavités kystiques. En combinant le palper abdominal au toucher rectal, on voit si la tumeur est indépendante des tissus et des organes voisins. Le rectum peut avoir perdu sa mobilité, la vessie être devenue adhérente ; fréquent dans le carcinome, c'est plus rare dans le sarcome.

Ces signes essentiels ne se retrouvent jamais dans l'hypertrophie simple.

Nous pouvons constater, en outre, que la tumeur au lieu de s'être développée sur les côtés de l'organe ou sur la partie qui est en rapport direct avec la vessie, s'est développée sur la partie postérieure du rectum. Nous nous expliquons ainsi cette symptomatologie bizarre présentée par certains malades dont les troubles vésicaux sont peu accusés, mais qui se plaignent surtout de troubles du côté du rectum. Le cancer de la prostate jouit, en effet, de ce privilège lamentable de créer à la fois un obstacle à plusieurs fonctions. Si le néoplasme existe surtout sur la partie postérieure de la prostate, il diminue le calibre du rectum ; les troubles sont alors ceux qu'on observe dans le cancer du rectum ; envies fréquentes d'aller à la selle, efforts considérables, avec une constipation ou une diarrhée glaireuse, sanguinolente, douloureuse. Bientôt des accidents d'obstruction rectale incomplète peuvent survenir, ce qui explique que certains chirurgiens aient remédié à ces accidents par une colotomie lombaire ou iliaque.

Fréquemment, il y a combinaison des deux formes cliniques, la forme vésicale et rectale qui toute seule est exceptionnelle. Quand les troubles rectaux prédominent, ils trouvent leur explication dans l'état fonctionnel de la vessie, qui lutte contre l'obstacle prostatique par une hypertrophie de ses parois, quand le malade n'est pas un artério-scléreux avancé. Alors, les troubles vésicaux passent inaperçus et ainsi se trouve constituée, chez les cancéreux prostatiques, la forme clinique à prédominance des troubles rectaux.

Mais le palper abdominal nous fournit encore des renseignements plus complets, il permet de nous rendre compte de l'état des ganglions. En déprimant la paroi abdominale nous arrivons à sentir les ganglions envahis du petit bassin ; parfois même il n'est pas nécessaire de palper aussi profondément. La présence de nombreux ganglions inguinaux nous renseigne suffisamment. Ces adénites inguinales sont souvent le premier signe de l'affection, elles peuvent rendre clair, évident le diagnostic de cancer jusque-là resté indécis. D'autres ganglions qu'il ne faut pas oublier de rechercher, sont les ganglions sus-claviculaires dont l'existence a été constatée dans certains cas.

Tels sont les symptômes les plus fréquents du cancer de la prostate, mais il arrive parfois que l'affection, au lieu de débuter par des signes légers de prostatisme, survient brusquement après une fatigue quelconque, avec des phénomènes de rétention urinaire complète. En voici un cas très net.

OBSERVATION IV (Th. de Rigaud)

C..., tapissier, 66 ans. Pas d'antécédents héréditaires ni personnels. Il y a quatre mois et demi, à la suite d'un refroidissement, forte courbature qui tient le malade au lit durant deux jours. Après quelques excès de boisson surviennent brusquement des troubles dans la miction. Besoins impérieux d'uriner, surtout la nuit (obligation de se lever sept ou fois).

Prostate grosse, hypertrophiée, très dure et très bosselée. Ganglions gros et douloureux au niveau des plis inguinaux.

Il y a cinq jours (22 avril 1891), le malade est pris de douleurs vives et lancinantes dans les membres inférieurs. Douleurs au niveau du cou et dans les bras.

Toucher rectal excessivement douloureux ; le lobe droit de la prostate est volumineux, très bosselé.

Le 4 mai, les urines deviennent sanguinolentes ; mais ce caractère disparaît bientôt pour ne plus revenir.

L'enceinte pelvienne est envahie et on trouve des bosselures jusque dans les branches descendantes du pubis qni sont douloureuses à la pression.

Le malade n'est plus revenu à la clinique, et a été perdu de vue, on n'a donc pas pu consigner la fin de l'observation.

Ce mode de début est assez rare chez l'adulte, c'est pourquoi nous l'avons cité en terminant, mais il est, au contraire, la règle chez l'enfant, où l'on ne constate aucun trouble prémonitoire. Toutes les observations concordent à ce sujet. La rétention complète aiguë survient chez lui d'emblée, alors que son état de santé ne donnait lieu à aucune inquiétude.

OBSERVATION V

Isambert ; *Bulletin de la Société anatomique*, 1853.

Enfant de 8 ans 1/2 apporté à l'hôpital de l'Enfant-Jésus pour une rétention complète des urines survenues brusquement ; six mois auparavant le même accident s'était présenté de la même façon, on l'avait sondé et le malade avait paru radicalement guéri. En janvier 1853, troisième attaque semblable aux précédentes. On introduit une sonde dans là vessie et on crée une fausse route.

Mort. Tumeur sarcomateuse de la prostate.

Nous ne sommes nullement renseignés sur la douleur chez l'enfant qui interprète très mal ses sensations, ou bien, par suite de son jeune âge, ne peut nullement en rendre compte. De plus, nous ne trouvons pas chez lui cette hypertrophie ganglionnaire rencontrée chez l'adulte, ce qui est le fait, à cet âge, de la prédominance du sarcome sur le carcinome.

De cette longue énumération de symptômes, mictions fréquentes, hématuries, troubles rectaux, hypertrophie irrégulière, nous devons reconnaître que la majorité ne donne que peu de signes de certitude. C'est seulement le volume de la tumeur, l'existence précoce d'adénopathies iliaques, inguinales et sus-claviculaires; l'adhérence aux organes voisins qui permettront d'établir un diagnostic précis.

OBSERVATION VI

Cancer de la prostate chez l'enfant (Th. de Wind, Munich, 1888.)

A. J..., 5 ans 1/2, vient le 22 décembre 1887 à la policlinique, pour des accidents de rétention urinaire qui ont nécessité des cathétérismes répétés. La miction est douloureuse.

Aucun antécédent héréditaire ou personnel à signaler.

Etat actuel : Le sujet est maigre et son squelette porte des traces de rachitisme. Les ganglions inguinaux sont à peine hypertrophiés. La vessie distendue forme une tumeur qui remonte à deux doigts au-dessus de l'ombilic.

Par le toucher rectal, on constate à trois centimètres au-dessus de l'orifice anal la présence d'une tumeur du volume d'une noix qui dépasse vers la gauchela ligne médiane d'un tiers de son volume, mais qui paraît, dans sa plus grande partie, se continuer avec la prostate en avant et à droite de la vessie. Une pression vigoureuse exercée sur la tumeur est très douloureuse.

On tente de vider la vessie pour faire une exploration simultanée par devant et par derrière; mais on se heurte à de très grandes difficultés. On ne réussit après des cathétérismes répétés et très douloureux, qu'à extraire 370 grammes d'urine.

L'état du malade s'aggrava pendant son séjour à la policlinique. Les troubles urinaires devinrent plus accusés. Le patient, même quand son urine était à une forte pression dans sa vessie, ne pouvait uriner que très difficilement et en s'exposant à des douleurs excessivement vives. En faisant des efforts violents, il ne réussissait à rejeter qu'une faible quantité d'urine. Le jet n'avait aucune force, il fallait user tous les jours du cathétérisme pour empêcher une surdistension de la vessie.

La douleur provoquée par l'évacuation, soit naturelle, soit artificielle, de la vessie, était presque insupportable au malade ; elle atteignait son acuité maxima régulièrement cinq à dix minutes après la cessation de l'écoulement d'urine et était très souvent accompagnée de convulsions spasmodiques de tout le corps.

La défécation, douloureuse aussi, était le plus souvent retardée; après une évacuation artificielle du rectum, rendue nécessaire par ce fait, le malade se plaignait d'un ténesme persistant.

La marche ultérieure de cette affection qui n'offrait pas de chance de guérison, fut arrêtée par l'apparition d'une pneumonie du poumon droit qui emporta le malade le 2 janvier.

Autopsie : La vessie est très grande, elle remonte à deux doigts au-dessus de la symphyse, sa circonférence est égale à une tête d'enfant. Le péritoine vésical est ardoisé.

Les deux reins présentent une augmentation de volume considérable ; les bassinets sont remplis d'urine, les uretères ont acquis le diamètre d'un gros crayon. Après incision de ces derniers, on voit sortir des bassinets une certaine quantité d'une urine épaisse, fortement troublée. Une quantité considérable de la même urine se trouve aussi dans la vessie. La capsule du rein est fortement adhérente. Les deux reins présentent à la coupe une dilatation des bassinets qui atteignent le volume d'un œuf de poule; le tissu du rein est d'un blanc de cire, il est absolument vide de sang. Le tissu cortical et le tissu médullaire sont très difficiles à distinguer l'un de l'autre. Le tissu est compact, crépitant. La paroi des uretères et de la vessie est très épaissie ; la musculeuse fortement hypertrophiée ; elle a quatre millimètres d'épaisseur.

La tumeur a contracté quelques légères adhérences avec les parties voisines.

OBSERVATION VII

Cancer de la prostate chez l'enfant (Th. de Wind, Munich, 1888).

Un deuxième cas, qui offre avec le précédent une entière analogie et qui appartient à la collection anatomo-pathologique de Berne, est indiqué dans la chirurgie de Billroth. Ce cas concerne un sarcome de la prostate chez un enfant de huit mois.

Sur la marche clinique de la maladie, l'auteur nous apprend seulement que l'enfant souffrait dans les derniers temps d'une rétention d'urine et était dur à cathétériser. Il y a de la cystite et de la pyélonéphrite ; les deux uretères sont fortement élargis.

La tumeur de la prostate, grosse comme une tête d'enfant, est développée surtout entre la vessie et le rectum et occupe toute la cavité du bassin. Elle n'est pas située exactement au centre, mais elle a pris un plus grand développement vers la gauche. D'où il résulte que l'urèthre dans sa partie initiale est fortement rejeté vers la droite ; un centimètre et demi plus bas l'urèthre se recourbe vers la gauche, sous un angle presque droit, et sous la symphyse, il a repris sa position normale. La tumeur occupe également la partie de la glande située en avant de l'urèthre.

OBSERVATION VIII

Cancer primitif de la prostate, avec ganglion sus-claviculaire gauche.
(*Société anatomique*, juin 1894.)

J. B..., 69 ans, se présente le 7 juin 1894 à Lariboisière. Il raconte qu'il a eu des vomissements et n'a rendu par l'anus ni matières, ni gaz depuis quatre jours. Le malade, assez abattu, répond mal aux questions qu'on lui pose, et semble rapporter tous les accidents actuels à une grosseur qui occupe la région inguinale gauche. Cette tumeur, datant de quelques mois, a le volume du poing, sans adhérences avec la peau, fixée aux couches profondes de la région, sa consistance est dure.

Le ventre est distendu, les yeux excavés, on songe à une obstruction intestinale. M. Lejars pratique une incision au niveau de la tumeur, qu'il reconnaît, après dissection, n'être qu'une énorme masse ganglionnaire ayant subi la dégénérescence cancéreuse.

On pratique le toucher rectal qui n'éclaire pas beaucoup le diagnostic. M. Lejars trouva une prostate hypertrophiée, mais nullement bosselée.

Pendant trois jours, malgré plusieurs purgatifs, il n'y eut ni selles, ni vomissements. La vessie était très distendue, on fut obligé de sonder le malade pour le faire uriner. L'introduction de la sonde se faisait sans difficulté, ne ramenant ni sang, ni rien de suspect. Le malade s'affaiblit peu à peu et mourut le troisième jour.

Autopsie : En plongeant la main dans le bassin, on sent de nombreuses masses qui le remplissent, et par leur développement compriment le rectum et l'urèthre. Il s'agit d'une dégénérescence cancéreuse qui a atteint les ganglions inguinaux, pelviens et lombaires, et forme au-devant de la colonne vertébrale une chaîne ininterrompue jusqu'aux piliers du diaphragme.

La dissection des organes du petit bassin est impossible, ceux-ci étant perdus au milieu de masses dégénérées. Les os iliaques sont également envahis ; il faut couper les adhérences nombreuses qui les unissent aux tissus avoisinants pour enlever la vessie, le rectum et la prostate.

La prostate augmentée de volume est dégénérée, formant une tumeur principale reliée par des prolongements qu'elle envoie aux vésicules séminales qui ne sont reconnaissables que sur une coupe transversale de la tumeur. La paroi postérieure de la prostate est lisse ; il n'y a de bosselures que sur sa paroi antérieure.

Plusieurs coupes pratiquées sur la prostate montrent qu'elle est parsemée de noyaux cancéreux grisâtres, gros comme un pois ou une petite noix et donnant un suc abondant par le raclage. La dissection des uretères est à peu près impossible, enclavés qu'il sont dans le tissu néoplasique.

On constate la présence d'un ganglion sus-claviculaire gauche, gros comme une noisette.

Examen histologique : Les coupes ont été pratiquées sur la tumeur primitive prostatique, sur les vésicules séminales, sur les ganglions inguinaux et lombaires, sur le ganglion sus-claviculaire gauche. Sur toutes les préparations, il s'agissait de carcinome avec travées fibreuses alvéolaires très nettes, et cellules cancéreuses à l'intérieur de ces alvéoles. A signaler comme particularité, la disparition presque complète des canalicules et glandules prostatiques. Il s'agissait donc d'un carcinome encéphaloïde.

OBSERVATION IX (*Lyon Médical*, 24 février 1895)

Cancer prostato-pubien avec adénopathie sus-claviculaire gauche

Il s'agit d'un malade de 63 ans, entré à l'hôpital, salle Sainte-Elisabeth, service de M. le professeur Lépine, en décembre 1894, présentant une cachexie assez avancée, avec œdème des jambes. On avait constaté l'existence d'une insuffisance mitrale, vérifiée à l'autopsie, et dans les derniers jours on avait trouvé des signes d'épanchement dans les deux plèvres. Il est mort brusquement une heure après une thoracentèse pratiquée à gauche.

Il se plaignait, dès son entrée dans le service, d'une douleur sourde, dans la région du sacrum, douleur qui s'irradiait le long des sciatiques et il était impossible de le faire asseoir sur son lit. Cependant la pression sur la colonne vertébrale n'était pas douloureuse.

Le seul symptôme qui aurait pu attirer l'attention du côté de la prostate était la fréquence des mictions : depuis cinq ou six mois le malade urinait dix à douze fois par nuit.

Le cancer de la prostate, n'en a pas moins été une trouvaille d'autopsie. On n'avait pas pratiqué le toucher rectal.

Autopsie : On voit nettement la prostate qui a subi la dégérescence cancéreuse, et qui se continue avec une énorme masse ganglionnaire qui remplissait le petit bassin. Accolée à la colonne vertébrale, cette masse entoure l'aorte, qui a été ouverte dans toute sa longueur pour montrer cette disposition. L'envahissement ganglionnaire remontait au-dessus du bassin le long des vertèbres lombaires ; mais le canal thoracique ne présentait pas de dégénérescence cancéreuse ; les ganglions thoraciques n'étaient pas non plus envahis. Il existait trois ou quatre ganglions sus-claviculaires gauches, constatés pendant la vie du sujet. Il existait aussi de gros ganglions inguinaux des deux côtés et un noyau de généralisation dans une vertèbre lombaire. La vessie n'est nullement envahie, le rectum ne l'est pas non plus.

OBSERVATION X (Th. Rigaud 1890)

M. Ch..., 65 ans — Mère morte à 64 ans, de cancer utérin. — Depuis un an le malade a commencé à la suite de chagrins de famille à maigrir ; jusqu'au mois de mars 1890, cet amaigrissement progressif ne s'accompagnait d'aucun trouble des diverses fonctions, à ce moment vinrent des symptômes morbides du côté de la miction ; fréquence nocturne, difficulté à uriner surtout prononcée la nuit. Urines claires, limpides, sans pus ni sang.

Examiné au mois de décembre 1890 ; le passage de l'explorateur à boule au niveau de la région prostatique réveille chez le malade une douleur assez vive et l'on ramène sur le talon de l'instrument un peu de sang. Par le toucher rectal on sent une prostate augmentée de volume grosse, comme une belle mandarine, à surface irrégulière et bosselée, présentant à côté de points très durs, des points plus mous, presque ramollis.

Les mictions sont suivies de douleurs violentes s'irradiant à l'anus et au périnée, mais surtout le long de la verge. Le malade éprouve aussi des douleurs dans les lombes, dans le sacrum, dans les os du bassin, dans les deux membres inférieurs et le long de la colonne vertébrale. Il est obligé d'avoir recours à des suppositoires à la morphine pour jouir d'un peu de sommeil.

De temps à autre, quelques hématuries.

La palpation profonde des fosses iliaques ne révèle pas l'existence d'adénopathies.

Tout à coup, le malade est pris d'un flux intestinal abondant, il va à la garde-robe toutes les demi-heures et rend d'abord des selles jaunâtres puis verdâtres. En même temps, les urines deviennent plus rares ; la langue est sèche, la peau est chaude, il y a de la fièvre.

Mort deux jours après.

OBSERVATION XI (inédite).

Due à l'obligeance de M. le professeur Poncet.

Cancer de la prostate, généralisation dans le foie.

M. D..., âgé de 54 ans, propriétaire en Bourgogne, vient le 30 septembre 1892 consulter M. Poncet pour des troubles fonctionnels du côté de la vessie. Ce malade raconte qu'il y a cinq ou six ans, il aurait eu du sable dans ses urines et des malaises du côté des reins, disparus après une saison à Contrexeville. Depuis lors sa santé était satisfaisante, lorsqu'il y a six mois, à la suite de chagrins violents, causés par la mort de deux enfants qu'il affectionnait particulièrement, il sentit ses forces décroître, il commença à maigrir en même temps qu'il éprouvait des envies plus fréquentes d'uriner.

Actuellemeut, le malade se plaint d'éprouver de temps à autre quelques sensations pénibles de pesanteur périnéale ; à la fois aussi, des douleurs sus-pubiennes s'irradiant dans la fosse iliaque droite. Pendant la nuit, il doit se lever deux ou trois fois pour uriner ; dans la journée les besoins sont plus fréquents, et le malade urinerait toutes les heures ; il éprouve également de temps à autre de faux besoins d'aller à la selle.

L'examen de la vessie ne relève aucune particularité. M. Poncet ne trouve pas de calculs ; les urines sont claires, non albumineuses.

Par le toucher rectal, on constate uue augmentation considérable du lobe droit qui est dur, noueux, offrant au toucher les caractères d'un néoplasme.

M. Poncet porta le diagnotic de cancer limité de la prostate avec intégrité du col et de la paroi inférieur de la vessie.

Ce malade, qui habitait un département voisin, ne fut pas revu par M. Poncet, et le médecin qui lui donnait des soins l'informa qu'il avait succombé au mois de novembre 1894. Dans les derniers mois les troubles urinaires s'étaient accentués ; le malade fut pris à diverses reprises de rétention d'urine. Lorsqu'il succomba, il était atteint, depuis plusieurs mois, d'une phlébite aux deux membres inférieurs, et présentait, en outre, des signes de généralisation du côté du foie.

OBSERVATION XII

Epithélioma de la prostate (*Boston Med, and. Surg. Journal,* 13 avril 1893).

Le malade qui fait le sujet de cette observation était un homme âgé de 58 ans, entré à l'hôpital de Boston en mars 1891. Sans antécédents héréditaires, ni personnels. Trois mois avant son entrée à l'hôpital, il avait commencé à souffrir cruellement

dans l'abdomen, les hanches et le rectum, ainsi que de consti
pation, de mictions fréquentes, avec ténesme rectal.

Pas d'hématuries, ni d'évacuations sanglantes par le rectum.

Le toucher rectal démontre dans le lobe droit de la prostate
une tumeur irrégulière, dure, non mobile. On fait une incision
de 6 centimètres de longueur commençant juste au-devant de
l'anus ; on arrive sur la tumeur après une laborieuse dissection,
mais les adhérences avec les parties avoisinantes étaient telles
qu'il ne fut possible d'enlever qu'une partie du néoplasme que
l'examen histologique fit voir formé de tissu fibreux et de
cellules épithéliales.

Quinze mois après son entrée à l'hôpital, le malade succombait à la cachexie cancéreuse, après avoir souffert pendant ce
laps de temps de douleurs dans le bassin, et de contractions
spasmodiques journalières extrêmement pénibles dans les
membres inférieurs.

Autopsie. — On trouve en arrière de la vessie, et occupant
la position de la prostate, la tumeur diagnostiquée ainsi que de
nombreux nodules cancéreux dans le foie, la rate, et les cap-
sules surrénales.

La tumeur avait envahi toute la prostate, dont il ne restait
plus que des traces de l'épithélium glandulaire normal. Elle
avait, en outre, envahi les vésicules séminales et la paroi postérieure de la vessie.

OBSERVATION XIII (Th. Rigaud 1890).

M. B..., 65 ans, pas d'antécédents héréditaires. En avril 1891,
il se plaint pour la première fois d'éprouver un peu de douleurs en urinant et d'être obligé de se lever plusieurs fois la
nuit. Pesanteur du côté du périnée, difficulté pour vider son
rectum. Cependant, il n'a eu ni selles sanglantes, ni constipation opiniâtre. Le toucher rectal conduit sur une paroi rectale,

souple et mobile de toutes parts, sur les côtés et en arrière ;
mais, en avant, une forte saillie grosse comme une pomme d'api
dessine les contours de la prostate hypertrophiée, peu sensible.
Il n'est rien qui dénote autre chose qu'une hypertrophie simple.
Profondément les fosses iliaques sont libres, on ne rencontre
aucune masse ganglionnaire. Le malade se plaint de ressentir
chaque jour une faiblesse plus grande, de perdre davantage
son appétit. Au 15 mai, il porte toute son attention sur une
douleur vive, ressentie dans la cuisse sur le trajet du nerf sciatique et dans l'ensemble de la région fessière.

La tuméfaction de la prostate a doublé de volume, s'est étalée
de tous côtés, en chassant le tissu cellulaire voisin vers les ischions, le pubis et le péritoine rétro-vésical. Le malade s'affaiblit
de jour en jour et accuse toujours des douleurs continuelles
dans le membre inférieur droit, qui devient œdémateux avec
cordon dur et douloureux sur le trajet de la veine fémorale. Du
côté du néoplasme, les progrès sont aujourd'hui considérables.
De la ligne médiane, la tumeur prostatique s'est avancée sur
les parois du bassin qu'elle remplit, sur les ischions et les branches ascendantes entièrement confondues avec elle, sur les
côtés du rectum, dont les parois comprimées viennent s'appliquer l'une sur l'autre. La main appliquée sur la région hypogastrique rencontre une énorme masse pyramidale qui remplit
le bassin, tout est englobé dans une infiltration cancéreuse. Le
malade n'a pas tardé à succomber à la cachexie cancéreuse ;
l'autopsie n'a pas pu être faite.

OBSERVATION XIV

(Bulletin de la Société anatomique, 1887).

G..., âgé de 69 ans, entré à l'hôpital Necker, dans le service
de M. le professeur Guyon. Les troubles fonctionnels qui l'amè-
nent, sont ceux qu'entraîne avec elle la dégénérescence sénile

G. LABADIE.   6

de la prostate, c'est-à-dire la fréquence des mictions, plus marquée la nuit que le jour.

Les urines du malade sont épaisses, visqueuses, ammoniacales.

Au début, les troubles fonctionnels, peu marqués, n'avaient
pas beaucoup inquiété le malade, et c'est seulement depuis
deux mois qu'ils se sont très notablement aggravés. A cette
époque, les mictions sont devenues de plus en plus pénibles et
fréquentes, et bientôt la vessie, à bout de force, s'étant laissée
distendre, le malade a commencé à souffrir d'incontinence nocturne, c'est-à-dire par regorgement. Jamais le malade n'a eu
d'hématurie.

Par le toucher rectal, on constate que la glande offre au doigt
une dureté excessive, ligneuse, avec de nombreuses bosselures
dures, légèrement saillantes. La limite supérieure de la prostate
est impossible à déterminer et les limites latérales sont confuses.

Ganglions inguinaux volumineux et durs. La palpation de la
fosse iliaque indique aussi l'existence de grosses masses ganglionnaires.

Le toucher rectal cause au malade des douleurs très vives;
il se plaint, en outre, de douleurs continues dans les deux
jambes. Les urines sont très purulentes et ont une odeur fétide,
nauséeuse, mais ne contiennent pas de sang. Les jambes s'œdé-
matient. Le malade meurt d'une pneumonie quinze jours après
son entrée à l'hôpital.

Autopsie : A l'ouverture de l'abdomen, on constate que tous
les organes du petit bassin sont fusionnés, adhérents, maintenus
unis par une modification du tissu cellulaire sous-péritonéal.
Le rein, les uretères et les vaisseaux de la cavité abdominale
sont englobés dans une véritable gangue squirrheuse.

La prostate offre un volume très notablement exagéré, et
des bosselures nombreuses. Le néoplasme a diffusé partout dans
l'étage supérieur du périnée, a gagné le tissu cellulaire pelvien,
entamant les branches du plexus sacré, les branches de l'hypogastrique, etc....., puis dépassant le détroit supérieur du bassin,
s'est infiltré dans le mésentère jusqu'au niveau du pancréas.

M. Cornil, ayant examiné la tumeur et les ganglions lymphatiques est venu confirmer l'existence du carcinome.

OBSERVATION XV

(*Annales de la policlinique de Bordeaux*, 1890.)

X..., 63 ans, couvreur, entré à la clinique le 17 février 1890, pour des troubles urinaires, consistant en fréquence de mictions, douleur à la fin, urines laissant déposer un peu de pus.

Engorgement ganglionnaire dans la fosse iliaque gauche. Prostate volumineuse, bosselée, avec quelques points ramollis. Pas de troubles de compression du côté de l'intestin..

Le malade a considérablement maigri, il accuse des douleurs violentes, revenant par crises dans les membres inférieurs. Il est mort de cachexie le 15 juin 1890.

Comme antécédents héréditaires importants, la mère du malade a succombé vers l'âge de 50 ans à un cancer utérin.

OBSERVATION XVI (inédite)

(Due à l'obligeance de M. le professeur Jeannel.)

Cancer de la prostate ayant envahi la vessie.

C. F..., 45 ans, agriculteur, entra le 10 juillet 1894 à l'Hôtel-Dieu de Toulouse, salle Saint-Maurice, service de M. le professeur Jeannel.

Les antécédents héréditaires et personnels du malade ne présentent rien de particulier à signaler. Depuis quelques mois déjà, il se plaignait de troubles urinaires; mictions plus fréquentes, un peu douloureuses. Il ne s'en était guère préoccupé, lorsqu'au mois de février 1894, sans cause apparente, il eut des hématuries tout à fait indolores. Les urines contenaient des caillots effilés qui sortaient au commencement de la miction.

Ces hématuries se montraient d'une façon intermittente.

Mais peu à peu chaque miction contint un peu de sang, tou-jours au début; puis l'urine devenait claire. Les besoins d'uriner devenaient de plus en plus impérieux, et le passage de l'urine occasionnait dans l'urèthre de très vives douleurs.

Au mois de mai, il eut brusquement une hématurie abondante de sang pur et liquide, qui n'eut pas de suites. A cette époque, des douleurs apparurent en arrière de l'arcade pubienne avec irradiation des deux côtés; leur intensité devint progressive-ment croissante.

L'état général du malade est mauvais, il a perdu l'appétit, et dit avoir beaucoup maigri. Il se plaint de difficultés pour aller à la selle, mais la défécation n'est pas douloureuse.

Examen du malade : On constate une adénopathie inguinale gauche très nette; les ganglions sont adhérents aux plans sous-jacents; au niveau de l'orifice inguinal on en trouve un du volume d'une noix.

Le toucher rectal qui est douloureux révèle la présence d'une prostate volumineuse dure, nettement limitée à droite et à gauche, mais semblant se prolonger entre les vésicules sémi-nales et la face inférieure de la vessie.

L'exploration par l'urèthre est rendue impossible, par suite d'une contracture invincible de la région prostatique. La cystos-copie à donc été impossible.

La malade a quitté le service le 20 juillet 1894, et a dû mourir dans sa famille.

OBSERVATION XVII

(Annales de la policlinique de Bordeaux, 1890.)

M. X..., âgé de 58 ans. Mère morte à quarante-cinq ans d'un cancer du sein.

Depuis plus d'un an, le malade éprouve des troubles de la miction consistant principalement en douleurs assez vives au moment de l'expulsion des dernières gouttes d'urine; le besoin d'uriner est devenu plus fréquent et se fait sentir aussi bien la nuit que le jour. Les urines sont troubles, foncées en couleur, tenant en suspension de petits caillots sanguins. Le malade est constipé. Depuis trois mois les symptômes urinaires se sont aggravés, et des douleurs dans les membres inférieurs ont apparu avec une grande intensité. Etat général mauvais.

L'examen local, fait par le toucher rectal, montre une prostate du volume d'un citron, dure, bosselée; la pression à sa surface est très douloureuse. L'explorateur à boule passé dans le canal de l'urèthre réveille une douleur assez vive au passage de la région prostatique. Pas d'adénopathie inguinale; la palpation profonde de la fosse iliaque gauche montre la présence de masses ganglionnaires.

Urines ammoniacales et très fétides. Le malade a considérablement maigri, il a perdu l'appétit et le sommeil.

Dans la suite, les symptômes s'accentuent. la constipation devient opiniâtre, les douleurs dans les membres inférieurs se font sentir presque continuellement. Dans les quinze derniers jours de la vie, il survint de l'œdème des membres inférieurs, la jambe et la cuisse droite furent atteintes de *phlegmatia alba dolens*.

Le malade succombe le 5 juin 1889 avec tout le cortège de la cachexie cancéreuse ayant évolué avec une très grande rapidité.

OBSERVATION XVIII (Inédite).

Due à l'obligeance de M. le professeur Poncet.

M. S..., 68 ans, ne présentant aucun antécédent héréditaire ou personnel, important à signaler ; rapporte au mois de mai 1894, l'apparition des troubles dont il se plaint actuellement. Il a remarqué, à cette époque, une fréquence plus grande dans les mictions, accompagnées de ténesme rectal. Quelques troubles digestifs avec vomissements venaient compléter cette symptomatologie.

Bientôt survint une constipation opiniâtre, qui nécessita l'usage de lavements souvent renouvelés pour obtenir une garde-robe. En même temps, apparut un œdème des deux jambes, plus accentué à la jambe droite ; il a persisté au niveau de la région malléolaire. Le malade ressentit bientôt des douleurs très vives dans la région périnéale ; il les calma par des lavements laudanisés et des suppositoires, qui lui permirent de goûter un sommeil réparateur. De plus, les mictions si fréquentes pendant la nuit furent moins nombreuses. L'appétit a en partie disparu.

Lorsque M. Poncet examina le malade dans son cabinet, il fut tout d'abord frappé de son mauvais état général. Il était pâle, amaigri, et avait l'aspect d'un homme porteur d'une tumeur maligne. En raison des renseignements, qui lui fut fournis, M. Poncet pratiqua le toucher rectal.

Par cette exploration, il constata que la prostate avait un volume énorme ; celui, au moins, d'une grosse mandarine. Elle était particulièrement dure, ligneuse, bosselée, et présentait un signe, très important pour le diagnostic : son adhérence à la paroi antérieure du rectum, dont la muqueuse avait déjà perdu sa mobilité.

Le diagnostic porté par M. Poncet fut celui du cancer de la prostate ; cancer, en quelque sorte excentrique, par suite du peu de troubles apportés à la miction par cette hypertrophie prostatique considérable.

Nous avons reçu dernièrement des nouvelles du malade dont l'état est à peu près le même, avec une légère aggravation.

CHAPITRE III

Diagnostic

Au début, le cancer de la prostate peut être confondu avec les troubles dûs au prostatisme. Cette curieuse affection donne toute la symptomatologie des accidents prostatiques, sans que la prostate présente d'augmentation de volume. On retrouve la lenteur et le retard dans la miction, la diminution de la force du jet, les envies d'uriner plus fréquentes pendant la nuit, un état sujet à des congestions, à de la rétention et à de l'incontinence. L'état scléreux de la vessie diminue sa puissance contractile, elle s'achemine lentement vers l'impotence, de sorte que ses contractions moins énergiques permettent à un peu d'urine de s'accumuler dans son bas-fond. Dans ce cas particulier, le toucher rectal nous permettra de nous renseigner.

La deuxième hypothèse qui vient à l'esprit du clinicien, est l'hypertrophie simple ; cependant, l'hésitation ne pourra pas durer longtemps, car l'évolution du cancer est rapide, celle de l'hypertrophie est lente, et sujette à des rémissions. Le toucher rectal dans le cas de cancer nous fera constater que la tumeur est irrégulièrement bosselée, d'une dureté ligneuse. De plus, une pression légère sur l'organe malade produit des douleurs très vives. Cependant, dans les premiers jours de l'affection, les signes fournis par le toucher rectal sont trop peu nets pour nous permettre de bien séparer les deux affections,

Chez l'enfant, le diagnostic est plus facile, puisqu'on n'a pas observé d'hypertrophie prostatique à cet âge ; après qu'on aura éloigné celui de calcul vésical, on devra songer au cancer de la prostate.

Mais, chez l'adulte, nous avons par la palpation profonde de l'abdomen, de la région du petit bassin, de l'aîne et du creux sus-claviculaire des renseignements très importants fournis par les adénopathies que nous pouvons y rencontrer. Certainement, lorsque nous trouvons des adénopathies inguinales et claviculaires, nous devons penser à la tuberculose ou à la syphilis, mais après avoir éliminé ces deux maladies par un interrogatoire complet du malade, on doit songer au cancer. On ne saurait trop insister sur l'existence précoce de ces adénopathies qui permettent, dès le début, de faire un diagnostic précis. Car le carcinome se généralise vite aux ganglions. Parfois même, l'adénopathie prévient les autres accidents cancéreux.

C'est là un signe dont il faut faire le plus grand cas, et auquel on doit attacher une grande importance ; car ce n'est pas d'après la présence ou l'absence des hématuries et l'intensité des troubles urinaires, qu'on peut être fixé sur la présence du cancer. Nous avons vu des cliniciens très expérimentés commettre l'erreur et prendre, dans la période du début, trois cas d'hypertrophie simple pour des cancers, tellement les troubles étaient graves ; mais l'adénopathie manquait. Le Dr Rey, nous l'avons dit plus haut, a fait une prostatectomie sus-pubienne, ayant pris une hypertrophie pour un cancer ; ces faits-là ne sont pas rares.

Donc, tant que l'adénopathie n'est pas sentie, le diagnostic doit être réservé.

Plus tard, une névralgie sciatique, la diffusion de la tumeur, l'envahissement du petit bassin, l'adhérence des divers organes entre eux, la palpation douloureuse des os, nous indiquera suffisamment à quel genre de tumeur nous avons affaire.

Les prostatites aiguës peuvent donner au toucher rectal les mêmes signes que le cancer au début ; douleur à la pression, augmentation de volume de la glande. Mais ici un écoulement blennorrhagique antérieur vient le plus souvent tout expliquer ; en outre, le repos fait cesser bientôt tous les symptômes douloureux, trop aigus, et de date trop récente pour donner l'idée d'un cancer.

Dans certains cas, on peut confondre avec la tuberculose prostatique, mais ici l'organe est très augmenté de volume. Les vésicules séminales sont très aisément reconnaissables, elles sont parfois également tuberculisées, et dans ce cas donnent au doigt la sensation de cylindres irréguliers durs « comme injectés au suif ». Du côté des épipidymes, des testicules ou des canaux déférents, on peut retrouver la dégénérescence tuberculeuse. Enfin, il y a encore l'existence possible de la tuberculose pulmonaire et surtout d'antécédents strumeux.

L'hématurie fait souvent songer à un néoplasme vésical, mais dans le cancer de la prostate elle est accidentelle, apparaissant un jour et attendant des mois avant de se reproduire. Dans le cancer vésical, au contraire, elle est fréquente, très abondante et constitue surtout la gravité du pronostic. D'ailleurs, les néoplasmes vésicaux paraissent presque toujours évoluer sur place, les propagations sont discrètes, souvent les ganglions sont peu développés, on ne les trouve que le long des vaisseaux hypogastriques, cachés qu'ils sont dans le tissu cellulaire. Il y a donc un contraste frappant avec le cancer de la prostate.

Enfin pour avoir des signes plus nets on doit compléter son examen par le palper abdominal. Les vrais néoplasmes de la vessie n'étant pas reconnus par le palper hypogastrique, alors même qu'ils sont volumineux, c'est le palper abdominal combiné au toucher rectal qui permet d'en faire le diagnostic, Selon l'expression de Guyon, « les tumeurs de la vessie sont aisément soupçonnées et difficilement constatées ».

Si on songe à un rétrécissement de l'urèthre, le diagnostic se fera avec la bougie exploratrice et le toucher rectal.

Nous ne voulons pas insister sur les caractères de l'urine car, le plus souvent, elle ne donne aucune indication ; son aspect normal n'est modifié que dans les cas de complications vésicales ou rénales. Certains auteurs ont insisté sur la présence d'éléments cancéreux, mais ce signe est exceptionnel et ne se voit qu'à la dernière période, lorsque le clinicien a déjà pu assurer son diagnostic par des symptômes d'une plus grande importance.

Dans le cas où les signes d'obstruction intestinale pourraient faire songer à un néoplasme rectal, c'est encore à l'examen par le rectum que nous devrons avoir recours.

Pour être complet, nous citons quelques cas assez rares

dans lesquels le diagnostic a été beaucoup plus épineux,
et qui ont conduit le chirurgien à des erreurs, qu'un examen méthodique et complet aurait, d'après nous, certainement évitées.

OBSERVATION XIX (*Transactions of the Pathol. Soc.*, 1859)

Cancer de la prostate ayant simulé une occlusion intestinale.

Un malade entre à l'hôpital, avec des symptômes d'occlusion
intestinale. On est forcé de pratiquer un anus artificiel dans la
région lombaire. A l'autopsie, on trouve une péritonite généra-
lisée. En arrière de la prostate, la muqueuse rectale est criblée
de dépressions et offre l'aspect d'un cancer colloïde, les tuniques
externes sont dures, adhèrent intimément à la vessie et à la
prostate dont une partie est envahie par une masse d'aspect
squirrheux. Adénopathie lombaire et iliaque. Le malade étant
dans un état sub-comateux, on n'a pu avoir aucun renseignement précis ; le toucher rectal n'a pas été pratiqué.

OBSERVATION XX (Rapportée dans l'ouvrage de Guyon).

Un malade entre dans le service du Dr Moore, présentant au
niveau de la fosse iliaque une tumeur pulsatile qui avait augmenté graduellement de volume ; il existait, de plus, un œdème
pulsatile du membre correspondant. On porta le diagnostic
d'anévrysme de l'artère iliaque externe, et Moore procéda à la
ligature de l'artère iliaque.

C'est à l'autopsie seulement qu'on reconnut l'erreur. Il existait un cancer de la prostate, et les ganglions dégénérés de la
fosse iliaque avaient fait croire à l'existence de l'anévrysme de
cette artère.

L'erreur de diagnostic était peu pardonnable, parce que le
malade se plaignait, entre autres choses, d'une constipation
opiniâtre et de troubles du côté de la miction. Mais on avait
attaché peu d'importance à ces symptômes.

En résumé, nous voyons que le diagnostic de cancer de
la prostate, facile chez l'enfant, présente, au début, chez
l'adulte, certaines difficultés ; et sans partager entièrement l'opinion de Jolly et Jullien qui le considèrent comme
impossible à cette période, nous ne voudrions pas tomber
dans l'excès contraire, en disant avec Guyon qu'on y
arrive sans peine. Quand la symptomatologie est complète,
le diagnostic est évident, mais quand le malade n'accuse
que quelques troubles urinaires, avec une légère hypertrophie, on s'explique l'hésitation du clinicien.

Néanmoins, l'existence précoce des ganglions, qu'il doit
rechercher soigneusement à l'aine, dans les fosses iliaques,
lui fourniront des indications utiles. Il ne doit pas oublier
le creux sus-claviculaire, puisque d'après des travaux
récents, on trouve ce groupe de Troisier fréquemment
atteint dans le cancer abdominal.

On doit tenir grand compte des douleurs irradiées qui
peuvent parfois apparaître avant même que les ganglions
soient perceptibles à la palpation. Quand elles existent,
même en l'absence de ganglions, elles prouvent que les
cordons nerveux sont déjà envahis, et atteints de névrite.
par suite de la compression qu'exercent sur eux les ganglions néoplasiques.

En terminant ce chapitre, nous devons reconnaître que
la bénignité ou la malignité d'une tumeur dépend d'une
série de caractères, parmi lesquels la structure occupe
certainement une place importante. Mais à elle seule,

l'histologie ne peut pas définir le pronostic d'une tumeur ;
il reste encore, là, une inconnue à trouver.

Qu'on nous permette, à cette occasion, d'émettre ici
un avis ou plutôt une hypothèse. Il semble que d'après
les nombreux faits cliniques observés, tous les cas d'hypertrophie simple de la prostate ne se ressemblent pas,
et que tous les cas de cancer n'ont pas la même évolution
clinique. On voit certaines hypertrophies prostatiques
présenter une symptomatologie plus grave que d'autres,
et des cancers moins malins que la majorité de ceux que
l'on observe journellement. Nous en avons cité quelques
observations ; chez les uns nous trouvons, parfois, une
généralisation plus rapide au système ganglionnaire.
Serait-il donc extraordinaire de supposer que la prostate
obéit aux mêmes lois que d'autres organes ; le sein, par
exemple, où nous trouvons, à côté de tumeurs bénignes
ou de tumeurs malignes, des tumeurs mixtes. L'anatomie
pathologique décrit des éléments cellulaires divers dans
des tumeurs qui cliniquement semblaient bien détermi-
nées. Ces idées, d'abord combattues, ont trouvé de nos
jours, parmi les cliniciens, des défenseurs de plus en plus
nombreux.

Ne pourrait-on pas dans le cas qui nous occupe établir
ainsi un trait d'union entre ces deux lésions de la prostate,
l'une absolument bénigne, l'hypertrophie simple, l'autre
maligne, le cancer, qui jusqu'ici semblaient séparées par
une barrière infranchissable ?

C'est à l'observation judicieuse des faits, à l'examen
méthodique et complet des divers pièces anatomo-patho-
logiques qu'on doit demander la solution de ce problème ; elle seule doit faire justice de cette hypothèse en

la rejetant, ou en l'acceptant comme conforme à la réalité
des faits. Certes, nous ne nous dissimulons pas que si
elle est justifiée, le problème devient beaucoup plus complexe, et le pronostic plus délicat. Mais la difficulté d'un
problème n'est pas une raison suffisante pour arrêter
ceux qui en cherchent la solution. La clinique n'a pas dit
son dernier mot, et l'anatomie-pathologique, n'est pas à
la fin de ses découvertes. Malheureusement, le temps et
l'expérience nous ont manqué pour établir sur des bases
solides cette opinion, que la lecture attentive de nombreuses observations n'a fait qu'affermir en nous. Il fau-
drait, pour la soutenir, une expérience que nous ne possé-
dons pas, et une étude consciencieuse d'une longue série
de malades.

CHAPITRE IV

Evolution clinique — Durée
Complications — Pronostic

Toutes les observations que nous avons recueillies et consultées nous ont permis de constater que le cancer de la prostate suit une marche régulièrement progressive, que les symptômes vont s'aggravant de plus en plus, jusqu'au moment où le malade succombe. Il y a, cependant, des cas rares où l'évolution de l'affection est très lente. En voici un exemple dans l'observation de Carlier :

OBSERVATION XXI

(Carlier : Bulletin médical du Nord, 1893.)

M. X..., 60 ans, négociant, vigoureux et bien portant, vient me voir en 1890 et me raconte ce qui suit : Il y a six mois, il s'est aperçu à l'inspection de son linge qu'il pissait du sang. Cette hématurie dura deux jours. A quelques temps de là, sans acuune douleur, nouvelle hématurie qui dura deux jours ; l'hématurie est totale, ou post-mictionnelle alternativement.

Au toucher, la prostate a le volume d'une mandarine, à peine bosselée, aisément délimitée latéralement ; la paroi vésicale a conservé toute sa souplesse. Pas de cystite, pas d'engorgement pelvien ni inguinal. Etat général excellent.

En octobre 1890, septembre 1891, juillet 1892, rétentions d'urine qui nécessitent le cathétérisme ; puis les troubles disparaissent.

Actuellement, février 1893, l'état général est altéré, mais l'appétit conservé. Les hématuries surviennent un peu plus fréquemment qu'autrefois, les mictions toujours faciles et indolores mais plus fréquentes. Pas de cystite. La prostate a augmenté de volume depuis deux ans, mais dans des proportions modestes; la glande est dure, toujours bosselée, assez bien délimitable sur les côtés, mais il n'est plus possible actuellement d'atteindre avec le doigt sa limite supérieure. Léger engorgement des ganglions pelviens et inguinaux.

Il faut cependant tenir compte pour la marche de la maladie de l'âge du sujet et de l'espèce du cancer. Dans les cas de sarcome, l'évolution a toujours paru plus rapide que dans le carcinome. Néanmoins, il n'est pas permis de poser à cet égard des lois précises. Tout ce qu'on peut dire, c'est que la maladie parcourt toutes ces phases en un temps plus court chez l'enfant que chez l'adulte et surtout le vieillard (1). C'est, de plus, un fait d'observation courante, que la généralisation du cancer est tout à fait exceptionnelle chez l'enfant. Quant au vieillard, il succombe surtout aux complications urinaires.

(1) On doit remarquer que la mort est survenue, dans le jeune âge, toujours dans le courant de l'année qui suivait le début de la maladie.

Dans le cas de Munich, la durée a été de quatre mois ; dans celui de Brec, de trois mois et dans celui d'Isambert, de neuf mois.

La néphrite interstitielle, en effet, est d'autant plus commune que le cancer de la prostate frappe des individus en général âgés et artério-scléreux, arrivés à l'âge de la dégénérescence sénile de l'appareil urinaire tout entier. La vessie, qui a lutté par l'hypertrophie de ses parois contre l'obstacle prostatique, arrive à se laisser distendre. Ensuite, outre les colonnes charnues, on peut voir la muqueuse se déprimer davantage et constituer de vraies loges qui, à leur degré maximum de développement, forment autant de vessies accessoires annexées au réservoir normal. Ces cellules vésicales, produites par la hernie de la muqueuse à travers les fibres dissociées de la musculeuse, forment dans l'épaisseur même de la vessie des dépressions profondes, d'une capacité assez grande. L'urine accumulée stagne dans ces poches, ainsi qu'au niveau du bas-fond vésical, et amène l'inflammation des parois.

On voit bientôt chez ces malades la température monter, l'appétit se perdre, la langue devenir blanche, des troubles dyspeptiques apparaître, signes d'une intoxication urinaire grave. Les urines se troublent, deviennent épaisses, foncées en couleur, ammoniacales et parfois très fétides ; on y trouve enfin de l'albumine par suite de la néphrite interstitielle. La cystite, la péricystite, les infections rénales, telles sont les complications les plus communes, les plus redoutables, qui ne laissent même pas à la tumeur le temps de parcourir toute son évolution.

A côté de la mort causée par les accidents urineux, nous devons placer celle que l'urémie peut produire, quand l'anurie survient. Mais le plus souvent, on a affaire plutôt à de vrais troubles urinaires qu'à de l'urémie véritable, bien que les lésions profondes du rein trouvées à l'autopsie rendent souvent vraisemblable cette explication.

Les complications vésicales et rénales ne sont pas seules à hâter la terminaison fatale. Quand le rectum est gêné, comprimé, ou envahi, il arrive un moment où les symptômes de l'occlusion intestinale éclatent, avec ballonnement du ventre, arrêt des matières, vomissements fécaloïdes : alors la température s'abaisse et le malade meurt dans le coma.

Du côté du système sanguin, ce sont les thromboses veineuses, la *phegmatia alba dolens*, qui viennent s'ajouter aux douleurs de sciatique, que le malade ressent déjà dans les membres inférieurs. L'œdème des jambes est dû à la compression des veines iliaques, ou de la veine cave inférieure par la tumeur ou ses prolongements. Parfois même de fines embolies, constituées soit par de la matière cancéreuse, soit plus probablement par de petites concrétions sanguines, peuvent, des veines de la région, remonter dans la veine cave inférieure et les cavités droites du cœur, pénétrer dans l'artère pulmonaire, causer de graves troubles fonctionnels et la mort, comme l'indique le cas curieux ci-dessous :

OBSERVATION XXII

(Dubuc : *France médicale*, 26 juillet 1895.)

J. X..., 66 ans, entré à l'hôpital le 20 mars 1894 se plaignant d'éprouver depuis six mois des besoins fréquents d'uriner. A l'entrée, les urines sont troubles, légèrement alcalines au moment de l'émission. La vessie ne se vide qu'incomplètement. La prostate présente le volume du poing ; elle est extrêmement dure, on y sent des bosselures volumineuses. Dans les deux aines, particulièrement à gauche, on constate la présence de ganglions indurés, dont la signification est bien nette.

Dans la nuit du 8 mai 1894, le malade est pris d'un accès de suffocation d'une intensité extrême. On entend des deux côtés, à l'auscultation, en arrière, des râles sous-crépitants, plus nombreux du côté droit. L'urine est abondante, un peu trouble et contient 0 gr. 36 d'albumine par litre ; pas de cylindres rénaux. Le 10 mai, les poumons sont à peu près complètement dégagés. Le malade est mis au régime lacté ; deux litres et demi par jour.

Le 8 octobre, on constate de l'œdème malléolaire à gauche ; quelques jours plus tard, il en existait également du côté droit. Cet œdème sous-cutané s'est étendu dans la suite à la totalité des deux membres inférieurs. On ne sent pas de cordons indurés sur le trajet des veines des membres inférieurs. A la pointe du cœur, léger souffle au premier temps, mais jamais aucune arythmie, aucun phénomène d'asystolie.

Dans la nuit du 14 au 15 novembre, nouvel accès de dyspnée semblable à celui du 8 mai ; les râles sous-crépitants persistent jusqu'au 18 novembre.

Dans la nuit du 17 décembre, nouvel accès, avec un peu d'obnubilation intellectuelle. Le 1er février le malade se sent pris de nouveau d'une crise de suffocation analogue aax précédentes, et meurt une heure après.

La nécropsie n'a pas été faite, mais en présence du chiffre si minime de l'albumine constaté par l'analyse, de l'absence de cylindres rénaux, de la proportion relativement élevée de l'urée, et de la quantité normale d'urines, il est permis de conclure que la mort n'est pas le résultat de la néphrite interstitielle, mais d'embolies cancéreuses ou sanguines qui ont pénétré dans les divisions de l'artère pulmonaire. Ces embolies ont eu lieu à diverses reprises ; elles étaient assez importantes pour provoquer de graves troubles fonctionnels, trop peu, sauf lors de la dernière crise, pour amener la mort d'emblée.

Signalons en passant quelques complications bien moins graves, mais qui ont aussi leur importance ; ce sont les abcès de la fosse iliaque consécutifs à des fusées purulentes émanées de la tumeur elle-même ou des ganglions cancéreux dégénérés, dont M. Bazy a rapporté trois cas très intéressants.

Nous parlerons enfin pour terminer de la propagation de la tumeur aux os du squelette et à la moelle épinière. La sciatique naît au niveau de la moelle, dans les méninges rachidiennes, dans le tissu spongieux des corps vertébraux, où aura pu pénétrer, roulant dans les vaisseaux, au hasard du torrent sanguin, la parcelle infectée, la cellule maligne qui, détachée du néoplasme, ira greffer le cancer primitif. En se multipliant dans ce nouveau tissu, la cellule cancéreuse devient le centre d'une tumeur nouvelle qui grandit à son tour, et rencontrant la moelle, peut provoquer des phénomènes douloureux divers ou la paraplégie, comme dans le cas observé par Guyon dans sa clientèle privée et par Thompson à l'hôpital :

OBSERVATION XXIII (Thompson, 1875)

J. A..., 60 ans, entre pour de fréquentes et douloureuses envies d'uriner. Au toucher rectal, prostate dure, bosselée, ramollie en certains points. Un mois après son admission, le malade devient peu à peu paraplégique. Il avait entièrement perdu le mouvement et le sentiment jusqu'au niveau des hanches ; peu après il le perdit jusqu'au-dessous des bras. Les fèces n'étaient plus retenues, l'urine s'écoulait durant le sommeil, il n'y avait pas de douleur dans le dos ; aucun signe de lésion cérébrale.

Autopsie : Tumeur prostatique énorme, ganglions iliaques voisins augmentés de volume. En enlevant les arcs postérieurs des vertèbres, on trouve une matière ramollie de nature encéphaloïde qui adhérait au niveau de la première vertèbre dorsale, et l'on en apercevait plus profondément de petites parties. La moelle ne présentait pas de modification, sauf une injection plus vive de sa substance.

Enfin, la tumeur cancéreuse, apportée par le sang, peut se montrer partout, puisque partout il y a des capillaires où pourra s'arrêter le fragment embolique détaché du foyer primitif qui lui donne naissance : dans la peau, dans les muscles, les os ou les viscères.

CHAPITRE V

Traitement

Le cancer de la prostate est un de ceux contre lesquels les chirurgiens ont fort peu de moyens d'agir d'une façon efficace. Contre les douleurs, et surtout la rétention urinaire, on a appliqué un traitement médical qui dans la majorité des cas a toujours été insuffisant. Les injections sous-cutanées de morphine, à la longue, ne peuvent plus soulager le malade, et malgré des cathétérismes répétés, les troubles urinaires aggravent tous les jours son état. Pour parer à ces accidents, la ponction de la vessie a été essayée par la voie hypogastrique ; mais cette intervention n'est pas sans danger. Dans un travail récent le Dr Cadiot montre qu'il peut se produire des phlegmons de la région pré-vésicale : complications très graves, mettant en danger la vie du malade.

D'ailleurs, le cathétérisme répété réveille les douleurs et crée des hémorragies parfois très abondantes ; il permet, en outre, de créer facilement de fausses routes à travers un urèthre envahi par le néoplasme, aux accidents duquel viendront s'ajouter les troubles dus à l'infiltration urineuse. Il est des cas enfin où le cathéter ne passe plus. C'est à ce mode de traitement qu'il faut attribuer un grand nombre de morts rapides survenues chez ces malades.

Voici, à l'appui de cette opinion, une observation recueillie dans l'ouvrage de Thompson.

OBSERVATION XXIV

Un vieillard de 70 ans entre à l'hôpital, se plaignant d'uriner difficilement ; urines peu abondantes, sales, bourbeuses ; vers les derniers temps, elles présentèrent une coloration noirâtre, indiquant la présence d'une certaine quantité de sang. On pratiqua le cathétérisme, et bien qu'il ne sortît pas d'urine, on crut être dans la vessie, dont on supposait les parois affaissées. Quelques jours après, le malade tomba dans une prostration très grande ; il mourut treize jours après son entrée.

Autopsie : Les parois de la vessie sont épaissies. La prostate avait le volume d'un gros œuf d'autruche et était entièrement dégénérée en cancer. Le canal de l'urèthre n'existait plus à proprement parler ; c'était une bouillie à travers laquelle la sonde s'était frayé une fausse route qui aboutissait à un grand foyer purulent ; ce qui explique pourquoi le cathétérisme, tout en faisant croire à l'entrée de la sonde dans la vessie, n'a pas donné lieu à l'évacuation de l'urine.

Les tentatives d'extirpation ont été nombreuses, mais des difficultés de technique insurmontables ont le plus souvent rendu irréalisable le plan projeté. D'ailleurs, une opération qui n'enlève pas toute la tumeur est non seulement inutile, mais est trop souvent nuisible et ne fait qu'accélérer la marche de la maladie. Même après les opérations radicales, sanglantes, un succès définitif n'est jamais venu encourager le chirurgien, à poursuivre ces interventions audacieuses.

Un bon nombre de mauvais résultats sont également dus à la profonde anémie du malade, à des tentatives peu prudentes dans les cas qui ne sont justiciables que du traitement palliatif. Un facteur un peu trop négligé dans la gravité opératoire, est la longueur même de l'intervention. Il ne faut pas oublier, en effet, que ces malades sont souvent très épuisés par la perte de sang ou l'infection urinaire ; aussi doit-on s'efforcer de les tenir sous le chloroforme le moins longtemps possible.

Les difficultés tiennent, de plus, à la zône d'envahissement parfois extrêmement étendue de la tumeur, qui dépasse souvent et de beaucoup les limites que l'examen clinique paraît lui assigner.

L'absence même de toute hypertrophie ganglionnaire n'a pas une bien grande valeur ; car il est parfois excessivement difficile de sentir des ganglions encore mobiles quand ils sont masqués par de la graisse. Aussi, lorsqu'on est en présence d'une tumeur maligne, faut-il faire des dégâts énormes et enlever non seulement tout ce qui est malade, mais plus que ce qui est malade ; c'est le seul moyen de mettre l'opéré à l'abri de la récidive locale. « Il faut démolir une maison pour enlever un clou. »

Tous ces dangers n'ont pas arrêté les chirurgiens allemands, mais les résultats obtenus n'ont engagé personne à les suivre dans cette voie. C'est Küchler de Darmstadt qui a pratiqué pour la première fois l'extirpation totale, son malade est mort quelques heures après l'opération.

Glück de Berlin a sectionné la symphyse pubienne pour enlever un cancer de la prostate, mais l'autopsie a suivi de près l'opération. Billroth a ensuite fait une fois, la taille latérale et dans un second cas il dut se contenter de gratter à la curette tranchante la masse néoplasique. Les deux malades sont morts l'un de récidive quelques mois après ; le deuxième le quatrième jour de phlegmon rétro-péritonéal. Spanton a tenté l'ablation d'un sarcome prostatique ; il fut obligé de s'arrêter en chemin, le lendemain le malade mourait de collapsus.

Leisrink (*Arch. f. klin. chirurg.*, 1883), chez un homme de 64 ans, énucléa une tumeur de la prostate de la grosseur d'une pomme. Une section étendue transversalement d'une tubérosité ischiatique à l'autre mit à nu la tumeur, et rendit possible l'ablation suivie d'une hémorrhagie assez forte. Malgré une antisepsie rigoureuse de la région, le malade succombait dans le coma quatorze jours après.

Sur les six cas de Heidelberg, trois fois une opération a été faite, voici les observations résumées :

1re observation : Carcinome prostatique ulcéré dans la vessie ; taille hypogastrique, destruction au thermo-cautère, guérison passagère avec récidive.

2e observation : Homme de 47 ans, souffrant depuis deux ans et demi de troubles de la miction. La taille hypogastrique fut le premier temps de l'acte chirurgical. Puis une incision courbe fut pratiquée devant l'anus. Le rectum une fois disséqué, la prostate fut isolée et extirpée en totalité. Sonde à demeure : drain allant de l'hypogastre au périnée. Le malade a guéri ; au bout de trois mois il sortait de l'hôpital. La plaie périnéale est fermée, mais il reste une petite fistule hypogastrique. Sonde toujours à demeure. Mort neuf mois après.

3ᵉ observation : Sarcome chez un homme de 64 ans. La paroi rectale était envahie. Après la résection du coccyx, le rectum fut disséqué et enlevé avec la prostate après section de l'urèthre derrière le bulbe et dissection de la face antérieure de la prostate. La paroi supérieure du rectum fut suturée à la peau ; la paroi antérieure de l'urèthre fut réunie à celle de la vessie. Mort en douze jours, de pneumonie double.

Tous les chirurgiens ont pratiqué la prostatectomie par la voie périnéale, seul Küster a employé la voie hypogastrique. Il a eu, ensuite, après l'extirpation complète de la tumeur, l'idée d'aboucher les uretères au rectum ; son malade est mort de péritonite. Voici l'observation résumée :

OBSERVATION XXV (*Arch. klin. chir.*)

Il s'agit d'un malade atteint de cancer de la prostate faisant saillie dans le ventre sous la forme d'un gros champignon et pour lequel Küster fit l'extirpation complète de la vessie et de la prostate.

Le malade est placé sur un lit de Trendelenbourg, la vessie étant remplie, Küster pratiqua sur la ligne médiane une incision de douze centimètres, enleva à la manière d'Helferich le bord supérieur de la symphyse pubienne et incisa la vessie. Pendant qu'on essayait de décoller la vessie, le péritoine se déchira en deux endroits qui furent immédiatement suturés. La prostate et la vessie étant enlevées, il restait derrière la symphyse une énorme cavité, mais l'hémorrhagie qui s'y produisit n'eut aucune importance.

On procéda alors à la fixation des uretères au rectum. On sutura la muqueuse rectale à la muqueuse de l'uretère par des fils de catgut qui étaient noués du côté du rectum ; extérieurement la suture était renforcée par plusieurs points à la soie. La même conduite fut tenue vis-à-vis de l'autre uretère ; la plaie fut tamponnée avec de la gaze iodoformée et de l'ouate stérilisée.

Le malade mourut cinq jours après l'opération ; à l'autopsie on trouva une péritonite purulente et des lésions non douteuses d'infection rénale abondante. Les uretères n'étaient pas dilatés, mais la suture au rectum n'avait pas tenu.

On mentionna encore dans l'autopsie la dégénérescence cancéreuse des ganglions rétro-péritonéaux.

Comme nous le voyons par le compte rendu de ce cas, l'abouchement au niveau du rectum est mauvais et contre-indiqué, parce que les uretères sont assez éloignés du rectum ; on est obligé de les dénuder sur une longueur trop considérable. En outre, il est très difficile d'exécuter des sutures convenables au fond du bassin, à cause de la profondeur et de l'étroitesse de cette cavité. D'ailleurs, dans l'observation de Küster les sutures qui étaient insuffisantes, produisirent une péritonite mortelle.

L'abouchement dans l'intestin grêle ne présente non plus aucun avantage, il peut même gêner la digestion et l'absorption. Il est préférable d'implanter les uretères dans les colons ascendant ou descendant. Le passage de l'urine n'a aucun inconvénient, il ne gêne pas la miction, et n'irrite pas la muqueuse ; il provoque seulement des selles assez fréquentes, mais pas plus que ne le sont les mictions normales.

Spanton en Angleterre (*The Lancet*, juin 1882), dans un cas de sarcome de la prostate, pratiqua pour extirper la tumeur une section transversale en avant du rectum, et enleva une masse très friable de la grosseur du poing ; une partie située derrière la symphyse ne put être enlevée, le patient mourut le lendemain.

Cristopher Heath rapporte un cas de prostatectomie sus-pubienne pratiquée par Mayo Robson ; l'hémorragie fut très abondante, le malade mourut quelques jours après.

En France, Demarquay fit également cette opération sans résultat, chez un malade de 65 ans.

Le rectum était envahi. Par une incision à la partie postérieure du sphincter anal, il enleva la portion inférieure du rectum, la prostate, les vésicules séminales, les canaux déférents, le bas-fond de la vessie, la portion prostatique et la portion membraneuse de l'urèthre presque entière.

Le septième jour après l'opération, mort avec symptômes d'infection purulente.

Un seul cas heureux a été publié et malgré toutes nos recherches nous n'avons pu en trouver un second. Ce succès tient, d'après nous, à la nature de la tumeur qu'on a pu enlever en entier. Le sarcome, en effet, envahissant beaucoup moins le système lymphatique que le carcinome.

OBSERVATION XXVI

(Cent. f. d. Krank. der Harnhorg, 1894, vol. V.)

L'observation se rapporte à un homme de 50 ans, qui présentait un sarcome de la prostate, adhérent à la paroi antérieure du rectum. Pour l'extirper, il a fallu faire l'opération de Kraske et réséquer la plus grande partie du rectum dont seule la paroi latérale gauche put être laissée en connexion avec l'anus. Pendant l'opération, on n'a pas touché à l'urèthre. Le malade guérit avec une insuffisance relative du sphincter ; il fut revu au bout de deux ans. Il n'y avait aucune trace de récidive, ni de métastase.

La tumeur extirpée, un fibro-sarcome à cellules fusiformes était localisé au lobe droit de la prostate.

Nous avons vu que le cancer de la prostate peut produire aussi, dans certains cas, des troubles rectaux et déterminer des phénomènes d'occlusion intestinale, causés par le développement beaucoup plus grand du néoplasme du côté du rectum que du côté de la vessie.

C'est pour un cas semblable qu'Oswald, en 1883, fit pour la première fois une opération palliative, la colotomie. Après lui, Fenwick a traité de cette façon trois malades, pour supprimer par l'anus contre nature les accidents d'obstruction incomplète, et éviter chez eux l'irritation douloureuse causée par le passage des matières. Dans le premier cas dont nous reproduisons l'observation, le malade, âgé de 53 ans, subit la colotomie lombaire. La deuxième et la troisième opération furent pratiquées chez des vieillards de 62 ans et de 74 ans.

OBSERVATION XXVII (*Fenwick : Brit. med. Journal*).

L..., 53 ans, en avril 1886, se plaint depuis quelque temps de difficultés pour aller à la selle ; il y a 15 ans, il a eu un rétrécissement blennorrhagique pour lequel il a continué à se traiter au moyen de bougies. Il n'existe aucun symptôme du côté de la sphère urinaire ; au contraire, le ténesme et les douleurs rectales sont très marqués. Par le toucher, on sent une masse grosse comme une orange, élastique ¦et rénittente, du côté du lobe droit de la prostate.

Amaigrissement considérable, diarrhée incoercible : on pratiqua la colotomie lombaire, mais le malade fut emporté peu après.

Pour être complet, nous citerons encore le traitement que Casper appliqua au cancer de la prostate après l'avoir essayé sans succès à l'hypertrophie simple. Il utilise les effets destructeurs du pôle négatif, représenté par une aiguille de platine iridé, enfoncée dans la prostate à travers la paroi rectale. Le pôle positif est placé sur le ventre. Durée des séances, quinze minutes. La force des courants varie de 10 à 25 milliampères.

L'électrolyse ainsi employée n'a donné aucun résultat.

Nous voyons donc que dans des cas aussi désespérés, la conduite la plus sage est l'abstention. En outre, on ne peut jamais faire qu'une opération partielle, plus préjudiciable au malade que la simple expectation. D'ailleurs, toutes les observations montrent que l'intervention n'a jamais été faite au début de la maladie ; cela tient à l'impossibilité du diagnostic à cette période. De plus, les malades ne viennent souvent se faire examiner, qu'au moment où les phénomènes douloureux sont très accusés, et lorsque l'affection est déjà trop avancée pour intervenir utilement.

M. le professeur Poncet s'exprimait ainsi au Congrès de chirurgie, en 1889 : « Je ne voudrais pas être paradoxal, disait-il, mais à mon avis, le meilleur moyen de n'avoir pas de récidive, tout au moins à distance, est

souvent de ne pas intervenir. On confond, malheureusement, trop fréquemment dans les néoplasmes malins,
les indications opératoires avec les indications thérapeutiques. Il y aurait, je crois, un excellent travail à faire
sur les contre-indications d'une intervention chirurgicale
dans nombre de néoplasmes, qui, pour beaucoup de pra-
ticiens, exigent une opération, par le seul fait qu'il s'agit
d'une tumeur, non justiciable d'un traitement interne. »

Nous avons trouvé, à ce sujet, dans l'ouvrage
d'Albarran sur les tumeurs de la vessie, une belle page
que nous reproduisons en entier :

« Lorsque les ganglions sont envahis, lorsque la
tumeur se propage aux organes voisins, l'opération radicale ne peut réussir ; il devient alors inutile de pratiquer
ces grandes opérations brillantes sans doute, mais tout au
moins aléatoires, et dont le bénéfice illusoire et éphémère
ne saurait compenser les risques de mort, ni excuser
l'entreprise. On se déclare très satisfait lorsqu'un malade
à qui on a extirpé la vessie et la prostate, meurt avec un
état local satisfaisant, quelques jours après l'opération ;
on serait enchanté s'il vivait quelques semaines ou
quelques mois. Ce sont là, il faut en convenir, de faciles
succès et même de tristes victoires. On ne doit pourtant
pas oublier que nous n'opérons pas les malades pour
exécuter une brillante opération, mais bien pour leur
être utiles. Il ne faut pas confondre la médecine opératoire et la chirurgie. Tel ou tel malade, qui, à la rigueur,
peut survivre à une opération soi-disant radicale, vivrait
bien davantage si l'on s'était borné, par des opérations
sagement palliatives, à soulager ses souffrances. Je ne
veux point dire, loin de là, qu'il ne faille pas pratiquer

des opérations radicales; mais je prétends qu'on a trop opéré sans nécessité, et qu'il faut savoir mettre en balance, dans chaque cas, les risques courus par le malade et les bénéfices qu'il peut retirer de l'opération qu'on pratique sur lui. La prudence des décisions thérapeutiques, et la hardiesse des tentatives opératoires seront ainsi tempérées l'une par l'autre et pourront assurer souvent le succès du traitement. »

Cette prudence, M. le professeur Poncet l'a eue, en traitant le cancer de la prostate par la cystostomie sus-pubienne. Cette opération enraye les accidents graves d'infection urinaire que des cathétérismes auraient certainement aggravés. Elle est innocente, d'une exécution facile, et permet de rendre supportables aux malheureux malades, les derniers jours de leur existence.

Cette intervention montre de plus, très nettement, qu'aussitôt la miction rétablie, même par une voie anormale, les phénomènes douloureux disparaissent; preuve évidente que le néoplasme, indolent par lui-même, ne fait souffrir que par l'obstacle mécanique apporté à une fonction nécessaire.

Il n'entre pas dans le plan de notre travail de donner le manuel opératoire de la cystostomie sus-pubienne que des thèses précédentes ont suffisamment fait connaître. Ce qui donne l'originalité à cette opération, c'est précisément la suture des lèvres de l'ouverture vésicale aux muscles et à la peau de la région hypogastrique. L'incision de la vessie en un point aussi rapproché que possible de l'anneau prostatique rassure, en outre, sur le sort du cul-de-sac péritonéal, dont la blessure devient alors tout à fait exceptionnelle. Cette opération est, d'ailleurs, absolument extra-péritonéale, puisqu'on a la précaution de relever avec l'index gauche le cul-de-sac péritonéal. Les sutures empêchent enfin l'urine de pénétrer dans la cavité abdominale et protègent le malade contre une péritonite mortelle.

On évite également, au néoplasme, l'excitation d'une intervention' directe comme la prostatectomie. Car c'est un fait bien connu de pathologie générale, que l'irritation des néoplasmes, quelle qu'en soit la cause d'ailleurs, donne un coup de fouet à leur évolution. On voit ces tumeurs restées longtemps à peu près stationnaires, prendre tout d'un coup une marche rapide à l'occasion de cautérisations répétées, de frottements fréquents, de tentative d'ablation partielle ou totale.

On supprime aussi par la cystostomie l'irritation continuelle qui résulte du fonctionnement de la vessie et de l'urèthre membraneux. « En effet, toutes les fois que le col de la vessie, l'urèthre prostatique se mettent à fonctionner, ce sont des tiraillements, des traumatismes que doivent subir les masses cancéreuses en contact avec les parties intimement unies à elles. Et on sait combien sont fréquentes et énergiques ces contractions vésicales, lorsque le malheureux cancéreux, en proie à un ténesme continuel, essaie d'accomplir ces mictions horriblement douloureuses qui n'ont le plus souvent que peu ou pas de résultats. »

Néanmoins, l'affection cancéreuse continue à suivre son évolution, sa marche envahissante, mais elle se développe moins vite par suite du repos dans lequel la tumeur est laissée, et ce bien-être relatif permet au malade, porteur d'une sonde à demeure de vaquer encore à ses affaires, dans la mesure du possible.

Un dernier point reste à préciser, c'est l'époque à laquelle on doit intervenir par la cystostomie. Nous voyons aussitôt après la cystostomie, la température baisser tout d'un coup sensiblement, et les troubles digestifs s'amender. Si, cependant, la mort survient c'est que les lésions étaient trop avancées et l'opération trop tardive ; si elle avait été faite plutôt, l'issue aurait été tout autre.

Il ne faut pas attendre que l'appareil urinaire tout entier soit mis en cause. La cystite, la rétention complète des urines, sont des accidents graves qui ne tarderont pas à devenir irrémédiables, et qu'on ne doit pas laisser se renouveler ou se perpétuer. Ces complications doivent être une indication d'opérer le plus vite possible, et c'est surtout dans ces cas qu'on n'a aucun motif d'abstention. Car l'opération, bien qu'elle ne procure pas aux malades le bénéfice d'une guérison radicale, pourra encore, à cette période tardive, préserver les reins contre l'extension des lésions inflammatoires de la vessie. Il ne faut attendre ni la fièvre, ni les troubles digestifs, signes de l'empoisonnement urineux. Le retard dans l'opération sera toujours préjudiciable au malade si, en présence de complications, on n'a pas su agir à propos.

M. le professeur Poncet, dans la *Province Médicale* venait confirmer ces faits par ces paroles : « Les cystostomisés qui sont morts, ont été emportés par des lésions graves de leur appareil urinaire, qui existaient depuis longtemps. Ils ont succombé malgré l'opération et non par elle. »

La décision du chirurgien ne doit donc pas être immédiate, mais prompte ; la comparaison des observations XXVIII et XXX, XXI, XXXII, montrent nettement qu'il n'y a pas à attendre l'apparition des complications rénales. Lorsqu'on se trouve en présence d'une pyélonéphrite avancée, lorsque les lésions des reins, sont prononcées, on a beaucoup de chance de voir l'intervention rester impuissante à enrayer le mal.

Aussi dès que les douleurs éprouvées par le malade suspendent le sommeil, et que des cathétérismes répétés ne combattent que d'une manière insuffisante les troubles de la miction, l'hésitation n'est plus permise, il faut intervenir par la cystostomie sus-pubienne.

OBSERVATION XXVIII (Th. Paul)

Un malade âgé de 61 ans entre à la clinique de Necker, pour un cancer de la prostate. — Pollakiurie. — Hématuries. — Alternatives de diarrhée et de constipation. — Etat général mauvais. — La prostate est énorme, dure en certains points, ramollie en d'autres, mal limitée, adhérente au rectum. — Ganglions dans l'aine.

On opère le malade le 14 mars 1894. Les bords de l'ouverture vésicale sont soudés à la plaie cutanée. Une sonde de Pezzer est mise à demeure.

Au bout de quelques jours le malade se lève, les envies fréquentes d'uriner, les douleurs de la miction ont disparu. Le malade est infiniment soulagé. Il reste trois mois dans le service puis l'appétit diminue, les forces baissent et se sentant perdu, il rentre chez lui. Les productions néoplasiques ne se sont pas étendues à la plaie opératoire, le méat hypogastrique, rigoureusement surveillé, est resté indemne.

OBSERVATION XXIX (inédite)

(Due à l'obligeance de M. le professeur Jeannel)

Taille hypogastrique pour cancer de la prostate propagé à la vessie

H. M..., 62 ans, entra le 2 mars 1892 à l'Hôtel-Dieu de Toulouse, salle Saint-Lazare.

Le malade se plaignait de mictions fréquentes, douloureuses, et de temps à autres sanguinolentes.

Le toucher rectal permet de reconnaître une prostate volumineuse, dure, bosselée, ayant envahi les vésicules séminales et le bas-fond de la vessie. Le rectum est intact. Ganglions inguinaux à gauche.

Le 4 mars 1892, on incise la partie antérieure de la vessie, au-dessus de la région sus-pubienne. Le doigt introduit dans la vessie permet de constater au niveau du bas-fond vésical des masses bourgeonnantes d'origine néoplasique émanées de la prostate.

On enlève ces masses cancéreuses à la curette, et on cautérise au thermo-cautère.

Hémorrhagie post-opératoire qui a cédé à un lavage de la vessie fait par la sonde hypogastrique ; issue de caillots.

Le malade a quitté le service le huitième jour après l'opération ; il a dû mourir chez lui faute de soins.

OBSERVATION XXX (Th. Paul)

J .., 65 ans, entre le 23 février 1894 dans le service de M. le professeur Pollosson suppléé par M. le Dr Tellier.

Le malade n'a pas uriné depuis vingt-quatre heures ; l'état général est grave, la température est à 39°8, langue de perroquet ; subdélirium peu marqué mais suffisant pour rendre l'interrogatoire difficile.

On apprend que depuis quelque temps les mictions sont fréquentes, douloureuses, sans hématuries. Prostate volumineuse, dure ; la vessie remonte à trois travers de doigt au-dessus de la symphyse pubienne.

Urines troubles et fétides ; pyélo-néphrite ascendante.

On pratique la cystostomie. Le soir même la température a baissé (38°6), les douleurs ont disparu ; le malade se sent beaucoup mieux et répond mieux aux questions qu'on lui pose. L'état général paraît un peu amélioré. Néanmoins, le malade meurt quatre jours après sans souffrances.

A l'autopsie, on ne trouve pas d'envahissement ganglionnaire, mais des signes très nets d'urétro-pyélo-néphrite. — Noyau néoplasique dans le rein gauche.

OBSERVATION XXXI (Ibid.)

M..., 48 ans, entre le 20 août 1894 dans le service de M. le professeur Pollosson suppléé par M. le D' Tellier.

Le malade présente tous les signes classiques du cancer de la prostate.

Urines purulentes, intoxication urinaire. La cystostomie est aussitôt pratiquée. Un doigt introduit profondément dans la vessie montre que cette cavité est presque toute entière occupée par une masse fongueuse qui saigne facilement. — Drainage de la vessie.

Le soir même, température 39°1 ; le lendemain la température est descendue à 38° ; le malade se sent soulagé. Alimentation lactée facilement supportée ; pas de vomissements. Néanmoins, les urines sont rares, 40 grammese nviron. Les jours suivants la température oscille entre 38° et 38°5. Le malade n'accuse aucune douleur.

Il meurt le 4 septembre à deux heures du soir, quinze jours après l'opération.

OBSERVATION XXXII (Ibid.)

X..., 58 ans, atteint de troubles urinaires, remontant à une quinzaine d'années, symptomatiques d'un rétrécissement de l'urèthre. Il y a trois ans, il a eu une hématurie ; depuis lors, de nouvelles hématuries se sont produites de temps à autre.

Depuis quelques mois les accidents urinaires augmentent : l'état général s'est aggravé. Il a eu sur ces entrefaites un abcès de la prostate, et depuis quelques semaines les urines sont devenues d'une fétidité repoussante ; les mictions sont fréquentes et douloureuses.

Le toucher rectal révèle une prostate dure d'une dureté néoplasique, bosselée en certains points, du volume d'une mandarine. La muqueuse rectale glissait difficilement sur elle ; il y a des signes de rectite, avec glaires fétides au moment des garderobes.

M. Second, assisté de M. Poncet, en présence de l'aggravation des symptômes et des signes d'infection rénale, pratique la cystostomie sus-pubienne le 10 novembre. Les suites de l'opération furent des plus simples. Après la cystostomie, l'urine a pu s'écouler librement ; les phénomènes douloureux disparurent. Les urines étaient restées toujours horriblement fétides.

Dans la nuit du 13 au 14, le malade dont la température était restée normale jusque-là présente quelques signes d'agitation. A partir de ce moment, les urines deviennent de plus en plus rares et les troubles urémiques s'accrurent rapidement.

Le 17 novembre 1894, il y eut des nausées et des vomissements ; la température descend au-dessous de 37°. Dans la nuit du 17 au 18, la langue devient sèche, un léger subdélirium apparut. Le 18 novembre, il succombait à deux heures de l'après-midi, emporté par des accidents urémiques.

CONCLUSIONS

I. — Le cancer de la prostate, à en juger par les
observations publiées, est une affection relativement
assez rare; on l'observe aux deux extrémités de la vie.
C'est ainsi que nous relatons onze cas chez des enfants
de huit mois à neuf ans; les autres observations appar-
tiennent à des sujets de cinquante à soixante-seize ans,
dont l'âge moyen est de soixante ans. Nous avons trouvé
seulement deux cas rapportés chez un homme de trente-
trois ans et un autre de trente-huit.

II. — On rencontre dans la prostate le cancer avec ses
diverses variétés. Chez les enfants, il s'agirait surtout
du sarcome; chez les gens âgés, on observe plus volon-
tier le sarcome; deux cas de carcinome sont seulement
connus chez l'adulte.

Le carcinome donne lieu à des adénopathies ganglionnaires qui sont presque toujours des adénites inguino-
crurales; dans trois cas, des adénites sus-claviculaires.
Quant aux ganglions pelviens qui existent dans le cancer
prostatique, ils sont, au début, très difficilement
appréciables, mais on les a toujours trouvés envahis à
l'autopsie.

III. — La symptomatologie est très voisine, à la première période, de l'hypertrophie de la prostate; quelques légères douleurs au moment de la miction qui devient plus fréquente; enfin des hématuries rares et peu abondantes. Plus tard, surviennent le plus souvent, dans les membres inférieurs, des douleurs plus ou moins vives, se rattachant à des phénomènes de compression par invasion des ganglions et du squelette.

IV. — Au début, c'est surtout par la constatation d'une adénopathie inguinale et par des signes dus au toucher rectal que le diagnostic sera établi. La prostate est, en effet, irrégulière, plus ou moins bosselée; d'une dureté spéciale, différente de celle de l'hypertrophie ordinaire. Son volume peut-être considérable, il atteint parfois celui d'une tête de fœtus et au delà. A un moment donné, l'envahissement, par le néoplasme des tissus, des organes voisins et les douleurs névralgiques constituent un signe de diagnostic d'une valeur absolue. Les hématuries, la fréquence des mictions ne sont que des signes d'une importance secondaire.

V. — La marche du cancer prostatique est progressive, rapide; chez les enfants dont nous avons relaté les observations, sa durée moyenne a été de huit mois; elle n'a jamais excédé un an. Elle est plus grande chez le vieillard : deux ans en moyenne dans les faits que nous relatons. La mort est rarement due à la cachexie cancéreuse, mais aux complications urinaires, à l'infection des reins, de la vessie, dans un cas à des embolies.

Le pronostic de ce cancer nous paraît être d'une gravité

exceptionnelle ; cela par suite de l'impossibilité de recourir à un traitement radical.

VI. — La prostatectomie nous semble devoir être . rejetée. A en juger par les faits publiés, elle a donné huit morts rapides imputables à l'opération elle-même, qui trouve ses contre-indications dans le siège de la maladie, dans sa diffusion, et aussi dans l'insuffisance d'une technique opératoire permettant de faire une opération complète. La seule que nous puissions conseiller et dont les avantages, ont été, du reste, mis en relief dans la thèse d'un de nos camarades, le Dr Paul, est la cystostomie sus-pubienne de M. Poncet.

Elle permet de combattre efficacement, les accidents urinaires provoqués par l'obstacle prostatique, elle s'oppose à la rétention, elle lutte contre les accidents infectieux à marche plus ou moins rapide. Enfin, par le libre écoulement de l'urine, elle assure, avec le minimum de traumatisme possible, la fonction sans douleur, et sans certaines complications, hémorrhagies, spasmes vésicaux... etc., plus ou moins inhérents à ce genre de lésion.

INDEX BIBLIOGRAPHIQUE

1869. — Jolly : Du cancer de la prostate (*Archives générales de médecine.*)

1873. — Demarquay : *Gazette médicale de Paris.*

1874. — Thompson : Traité pratique des maladies des voies urinaires.

1877. — Dickinson : Observation de cancer prim. de la prostate. (*The Lancet.*)

1881. — Observation de cancer de la vessie et de la prostate. (*Brit. med. Journ.*)

1882. — Article Prostate du *Dictionnaire de médecine et de chirurgie pratiques*, tome XXIX.)

1882. — Spanton : (*The Lancet*, juin.)

— — Reginald Harrisson : Tumeur cancéreuse de la prostate. (*The Lancet*, 20 septembre.)

1885. — Launois : De l'appareil urinaire des vieillards. Etude anatomo-pathologique et clinique. (Thèse de Paris.)

— Kapuste : Des tumeurs malignes de la prostate. (Thèse de Munich.)

1887. — Harry Fenwick : Colotomie dans le cancer de la prostate. (*Brit. med. Journal*, octobre 1887.)

— Rollin : Carcinose prostato-pelvienne diffuse. (*Bull. Société anatomique de Paris.*)

1888. — De la récidive des néoplasmes opérés. (3° Congrès français de chirurgie.)

— WIND : Tumeurs malignes de la prostate chez l'enfant. (Thèse de Munich.)

— BELIN : Adénopathies externes à distance. (Thèse de Paris.)

— TROISIER : L'adénopathie sus-claviculaire gauche dans le cancer abdominal. (*Société médicale des hôpitaux*, 13 janvier.)

— GUYON : Leçons cliniques sur les affections chirurgicales de la vessie et de la prostate.

— ENGELBACH : Des tumeurs malignes de la prostate- (Thèse de Paris.)

— Traitement des tumeurs de la prostate par l'électrolyse. (Berlin. *Klin. Woch.*, n° 23, p. 461.)

1889. — Intervention chirurgicale dans les tumeurs malignes. L'ablation complète et ses difficultés. (*Gazette des hôpitaux*. 29 juin.)

— STEIN : Extirpation de la prostate pour les tumeurs malignes. (18° Congrès des chirurgiens allemands, avril 1889.)

— DESNOS : Pathogénie de la prostate *Dictionnaire encyclopédique des sciences médicales*. t. XXV,1.)

— Prostatectomie dans le cancer de la prostate. (*Annales mal. urinaires*.)

1890. — VIGNARD : Des opérations palliatives chez les prostatiques. (*Annales mal. org. génito-urinaires*, novembre 1890.)

1890. — RIGAUD : Du cancer de la prostate. (Thèse de Bordeaux.)

— HEYDENRICH: La prostatostomie et la prostatectomie (*Semaine médicale*, 12 novembre 1890.)

1891. — ALDEBERT : Du prostatisme. (Thèse de Bordeaux.)

— GUYON : Des tumeurs solides péri-vésicales. (*Bulletin médical*. 3 mai.)

1891. — Barth : Du sarcome de la prostate. (*Arch. f. Klin. chir.* XLII.)

— Kuster : Prostatectomie latérale, extirpation totale de la vessie et de la prostate pour cancer de celle-ci. (*Berlin. Klin. Woch.*, 11 mai.)

— André : La diathèse néoplasique. (*Mercredi médical*, 11 novembre.)

1892. — Albarran : Tumeurs de la vessie.

1893. — Carlier : A propos de deux observations de cancer de la prostate. (*Bulletin médical du Nord.*)

— Poncet : De la cystostomie sus-pubienne dans les accidents urinaires d'origine prostatique. (*Gazette des hôpitaux*, 25 juillet.)

— Boutan : De la cystostomie sus-pubienne. (*Semaine médicale*, 16 décembre.)

— Poncet : Manuel opératoire de la cystostomie sus-pubienne et cysto-drainage hypogastrique.

— Legueu : Du méat hypogastrique dans le cancer de la prostate. (*Gazette hebdomadaire*, 26 août.)

— Lesnès : De l'adénite sus-claviculaire gauche. (Thèse de Lyon.)

— Epithélioma de la prostate. (*Boston med. and. surg. Journal*, 13 avril 1893.)

— Bazy : Des abcès de la fosse iliaque consécutifs à des lésions prostatiques. (*Mercredi médical*, 22 mars.)

1894. — Chaput : De l'abouchement des uretères dans l'intestin. (*Arch. gén. de méd.*, janvier.)

— Poncet : Indications de la cystostomie sus-pubienne chez les prostatiques atteints d'accidents urinaires graves. (*Gaz. hebdom.*, Paris, 16 juin.)

— Dufour : Cancer primitif de la prostate, propagation aux ganglions. (*Société anatomique de Paris*, 15 juin.)

— Paul : Traitement du cancer de la prostate. (Thèse de Lyon.)

1895. — De la valeur diagnostique de l'adénopathie sus-claviculaire. (*Semaine médicale*, 30 janvier.)

1895. — J. Sasse : De l'ostéite carcinomateuse dans le cancer de la prostate. (*Semaine médicale*, 20 février.)

— Pauly : Cancer prostato-pubien avec adénopathie sus-claviculaire gauche. (*Lyon médical*, 24 février.)

— Crises de suffocation survenues chez un malade atteint de carcinome prostatique. (*France médic.*, 26 juillet.)

— Rochet : Chirurgie de l'urèthre, de la vessie, de la prostate.

— J. Faure : De l'importance des douleurs irradiées et à distance dans le diagnostic et le pronostic du cancer. (*Gazette hebdomadaire*, 16 février.)

— Fabre-Domergue : Sérothérapie et cancers. (*Société de biologie*, 18 mai.)

— Mayet : Pathogénie du cancer. (*Semaine médicale*, 21 août.)

— Guyon : *Annales des maladies des organes génito-urinaires*, de 1883 à 1895.

— Cadiot : Des accidents dus à la ponction hypogastrique de la vessie. (Thèse de Lyon.)